じんましん
病型別治療ガイド

あらゆる場面に対応するための実戦的テクニック

広島大学 医学部長
広島大学大学院医系科学研究科皮膚科学 教授

秀　道広 編

クリニコ出版

序

　蕁麻疹は，その定義に基づく診断は容易である．さらに，I型アレルギーおよび特定の薬剤により誘発されるものを除けば，治療の中心は抗ヒスタミン薬の内服であり，かつその半数以上では大きな臨床的効果を得ることができる．しかし，特定の原因や誘因を特定できない，あるいはその回避が容易ではない場合や，抗ヒスタミン薬では症状を制御できない場合の治療の難易度は高い．その背景には，蕁麻疹の原因と病態が多様で，対処の仕方は決して一律ではないこと，保険適用のある治療薬はきわめて限られており，抗ヒスタミン薬の種類は多いがその作用の大きさにはあまり大きな違いがないなどの事情がある．

　2018年末に改定された日本皮膚科学会の「蕁麻疹診療ガイドライン2018」は，病型ごとに治療薬のエビデンスと推奨度を整備し，19の行動指針を示してより具体的な診療を支援した．慢性蕁麻疹に対するステロイドの使い方については，より具体的な量と期間，経過を踏まえた使い方が示され，アルゴリズムにはオマリズマブが加わった．刺激誘発型の蕁麻疹については，一律に誘発因子を回避するだけではなく，病型により積極的に軽い負荷をかけることで過敏性を低下させる寛容を誘導されうることが示された．さらに血管性浮腫の分類は治療内容を踏まえて修正され，蕁麻疹の診療は大きく整備されたといえる．

　しかし，さまざまに治療の選択肢が増え，そのエビデンスが整備されても，最終的に目の前の患者にどの治療薬（法）を適用するかは診察医の判断による．特に，慢性蕁麻疹以外の病型に関するアルゴリズムはほとんど整備されておらず，実はむしろこれらの病型のほうが治療に難渋することが多い．また，検査は病型ごとに意義とやり方が異なり，実施するにしてもどこまで行うかは施設による違いもある．そこで本書では，慢性蕁麻疹のほか，これまでのガイドラインや成書であまり取り上げられてこなかった特発性の蕁麻疹以外の病型と検査にも光をあて，日常診療で遭遇しうるすべての蕁麻疹に具体的に対応するための指針を示すことを目指した．

　また，ガイドラインに示されている薬剤や治療法，検査法が，わが国における実臨床のなかでどこまで行われているかの情報は，各臨床医が個別の診療を行うためにきわめて有用である．そこで編者らは，本書出版に合わせて日本皮膚免疫アレルギー学会会員にアンケートを行い，その結果の一部を各章のコラムで紹介した．なかには意見の分かれるところもあるが，概ねわが国のエキスパートの多くがガイドラインに準拠した診療を行っていることが示されたと思う．本書が，ガイドラインを補填するテキストとして，また，各診療医がわが国における自分の立ち位置を踏まえつつ，個々の患者に最善の診療を行うための助けとなれば幸甚である．

2019年6月

秀　　道広

編者・執筆者一覧

編者

秀　道広　　広島大学 医学部長
　　　　　　広島大学大学院医系科学研究科皮膚科学 教授

執筆者（執筆順）

高萩　俊輔　　広島大学大学院医系科学研究科皮膚科学
秀　　道広　　広島大学大学院医系科学研究科皮膚科学 教授
亀頭　晶子　　広島大学大学院医系科学研究科皮膚科学
猪又　直子　　横浜市立大学大学院医学研究科環境免疫病態皮膚科学 准教授
中原　剛士　　九州大学大学院医学研究院皮膚科体表感知学講座 准教授
今村　真也　　神戸大学大学院医学研究科内科系講座皮膚科学分野
福永　　淳　　神戸大学大学院医学研究科内科系講座皮膚科学分野 講師
織田　好子　　神戸大学大学院医学研究科内科系講座皮膚科学分野
森桶　　聡　　広島大学大学院医系科学研究科皮膚科学
鷲尾　　健　　神戸大学大学院医学研究科内科系講座皮膚科学分野
沼田　智史　　広島大学大学院医系科学研究科皮膚科学
岩本　和真　　広島大学大学院医系科学研究科皮膚科学
岡本真由美　　広島大学大学院医系科学研究科皮膚科学
齋藤　　怜　　広島大学大学院医系科学研究科皮膚科学

本書に対するご意見，ご感想を，当社ホームページまでお寄せください。
➡ http://clinica-pub.com/

目　　次

序
編者・執筆者一覧

I　総論 ……………………………………………………………（高萩 俊輔，秀 道広）8

II　特発性の蕁麻疹
1. 急性蕁麻疹 ……………………………………………………（高萩 俊輔，秀 道広）16
2. 慢性蕁麻疹 …………………………………………（亀頭 晶子，高萩 俊輔，秀 道広）21

III　刺激誘発型の蕁麻疹
1. アレルギー性の蕁麻疹 …………………………………………………（猪又 直子）28
2. 食物依存性運動誘発アナフィラキシー（FDEIA）……………………（猪又 直子）35
3. 非アレルギー性の蕁麻疹 ………………………………………………（中原 剛士）40
4. アスピリン蕁麻疹（不耐症による蕁麻疹）……………………………（猪又 直子）43
5. 物理性蕁麻疹
　　a）機械性蕁麻疹 …………………………………………………（中原 剛士）48
　　b）寒冷蕁麻疹 ……………………………………………………（中原 剛士）51
　　c）日光蕁麻疹 ……………………………………………（今村 真也，福永 淳）55
　　d）温熱蕁麻疹 ……………………………………………（織田 好子，福永 淳）61
　　e）遅延性圧蕁麻疹 ……………………………………（森桶 聡，高萩 俊輔，秀 道広）66
　　f）水蕁麻疹 ……………………………………………………………（福永 淳）70
6. コリン性蕁麻疹 …………………………………………………（鷲尾 健，福永 淳）74
7. 接触蕁麻疹 ………………………………………………………………（猪又 直子）80

IV　血管性浮腫
1. 特発性の血管性浮腫 ………………………………（沼田 智史，岩本 和真，高萩 俊輔）86
2. 刺激誘発型の血管性浮腫 ……………………………………（岡本 真由美，高萩 俊輔）92
3. ブラジキニン起因性の血管性浮腫 ……………………（齋藤 怜，森桶 聡，高萩 俊輔）97
4. 遺伝性血管性浮腫 …………………………………（岩本 和真，高萩 俊輔，秀 道広）101

索引 …………………………………………………………………………………………106

I　総論

総論

高萩　俊輔[1], 秀　道広[2]
1) 広島大学大学院医系科学研究科皮膚科学
2) 広島大学大学院医系科学研究科皮膚科学 教授

1. 概念・特徴

　蕁麻疹は，紅斑を伴う一過性，限局性の浮腫である膨疹が病的に出没する疾患であり，多くはかゆみを伴う。時に皮膚・粘膜の深部を中心とした限局性浮腫である血管性浮腫を合併するが，血管性浮腫は単独でみられることもある。蕁麻疹と血管性浮腫とも，短期間のうちに跡形なく消退することを特徴とするが，蕁麻疹の紅斑・膨疹とかゆみは24時間以内に消退するのに対して，血管性浮腫は皮表の紅斑やかゆみを必ずしも伴わず，皮疹は2～3日持続する。日常ありふれた疾患であるが，薬剤や食物に対するアレルギー反応として単回のみ発現するものから，誘因なく長期にわたって膨疹が出没するもの，特定刺激で繰り返し症状が誘発されるものまで，種々の病型があり，病状によっては患者の quality of life（QOL）が大きく低下する。以下，本項では2018年11月に改定された「蕁麻疹診療ガイドライン2018」[1]を踏まえ，蕁麻疹の診断と治療の要点を解説する。

　蕁麻疹の皮疹とかゆみは，皮膚肥満細胞の活性化により放出されるヒスタミンなどのケミカルメディエーターが皮膚微小血管と神経に作用することにより惹起される（図1）。肥満細胞の活性化機序としてI型アレルギーが広く知られるが，実際に原因抗原を同定できることは少なく，I型アレルギー以外に物理刺激や薬剤に対する過敏性によるものや，誘発因子として感染，疲労・ストレスなどの因子が関与するものがある。複数の因子が複合的に関与して病態を形成するため，すべての原因を1つの因子に求めることはできないことも多い。

　主な病型は，臨床的な特徴に基づいて4群16病型に分類され，血管炎・腫瘍・自己炎症性症候群の部分症状として蕁麻疹様皮疹を呈する一群を除くと，明らかな誘因の同定できない「特発性の蕁麻疹」と，特定の刺激や負荷によって誘発される「刺激誘発型の蕁麻疹」，「血管性浮腫」の3つに大別される（表1）。

2. 診断・鑑別

　蕁麻疹の診断は，主に問診と視診により行われる。蕁麻疹の皮疹に類似した症状を呈する疾患との鑑別（表2）が必要ではあるが，蕁麻疹とそれら

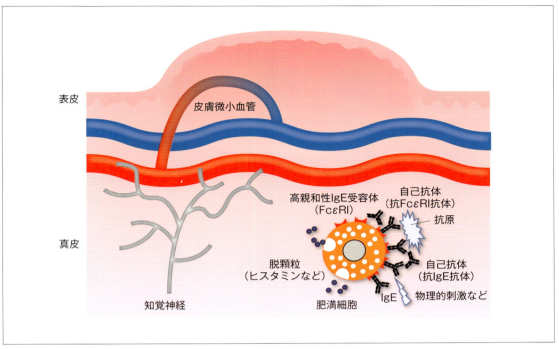

図1　蕁麻疹の病態
外来抗原，自己抗体によるIgE受容体を介した刺激や，物理的刺激により皮膚肥満細胞が脱顆粒する。放出されたヒスタミンなどのケミカルメディエーターが皮膚微小血管に作用して血管拡張（紅斑）と血管透過性亢進（膨疹）が惹起される。また，ヒスタミンが神経に作用するとかゆみが感覚される。

（筆者作成）

表1　蕁麻疹の病型分類

Ⅰ．特発性の蕁麻疹
① 急性蕁麻疹（発症後6週間以内） ② 慢性蕁麻疹（発症後6週間以上）
Ⅱ．刺激誘発型の蕁麻疹（特定刺激ないし負荷により皮疹を誘発できる蕁麻疹）
① アレルギー性の蕁麻疹 ② 食物依存性運動誘発アナフィラキシー（FDEIA） ③ 非アレルギー性の蕁麻疹 ④ アスピリン蕁麻疹（不耐症による蕁麻疹） ⑤ 物理性蕁麻疹（機械性蕁麻疹，寒冷蕁麻疹，日光蕁麻疹，温熱蕁麻疹，遅延性圧蕁麻疹，水蕁麻疹） ⑥ コリン性蕁麻疹 ⑦ 接触蕁麻疹
Ⅲ．血管性浮腫
① 特発性の血管性浮腫 ② 刺激誘発型の血管性浮腫 ③ ブラジキニン起因性の血管性浮腫 ④ 遺伝性血管性浮腫
Ⅳ．蕁麻疹関連疾患
① 蕁麻疹様血管炎 ② 色素性蕁麻疹 ③ Schnitzler症候群およびクリオピリン関連周期熱症候群

臨床的な特徴に基づいて4群16病型に分類される。

（文献1より引用改変）

表2 蕁麻疹の鑑別疾患

Ⅰ. 蕁麻疹様の浮腫性紅斑を呈する疾患

① 虫刺症
② 多形滲出性紅斑
③ 結節性紅斑
④ 薬疹
⑤ 成人スティル病
⑥ しいたけ皮膚炎
⑦ 蕁麻疹様血管炎
⑧ 多形日光疹
⑨ 全身性エリテマトーデス（SLE）
⑩ 皮膚肥満細胞症（色素性蕁麻疹）
⑪ Schnitzler症候群
⑫ クリオピリン関連周期熱症候群
⑬ polymorphic eruption of pregnancy

Ⅱ. 血管性浮腫に類似した皮疹を呈する疾患

① 虫刺症
② 蜂窩織炎
③ 丹毒
④ episodic angioedema with eosinophilia
⑤ Wells症候群（好酸球性蜂窩織炎）
⑥ 肉芽腫性口唇炎
⑦ 肉芽腫性眼瞼炎

種々の疾患で蕁麻疹様の浮腫性紅斑や血管性浮腫に類似した皮疹を認める。鑑別には、蕁麻疹の特徴である、短時間のうちに跡形なく消退するという経過が有用な所見であるが、鑑別が難しい場合や鑑別疾患の確定診断のために採血検査や皮膚生検が必要な場合もある。

（筆者作成）

の疾患との大きな違いは、蕁麻疹のかゆみを伴う紅斑や膨疹は24時間以内に跡形なく消退することである。それが確認できれば、ほぼ蕁麻疹と考えてよく、蕁麻疹の診断自体は容易で特別な検査は必要ではない。鑑別が難しい場合や鑑別疾患の確定診断のために、採血検査や皮膚生検を行う場合もある。

一方、治療方針を決めるうえでは病型診断が必須で、問診と皮疹の性状などの理学所見により病型を絞り込み、疑われる病型に対して診断確定のための検査を計画する。病型の絞込みには、膨疹の形態や皮疹の持続時間が手がかりとなる。実際、特発性の蕁麻疹でみられる膨疹は大きさが多様で、一般的な円形の膨疹のほかに、しばしば花弁状、環状の膨疹を呈するが、刺激誘発型の蕁麻疹で花弁状や環状の膨疹をみることはない。機械性蕁麻疹ではミミズ腫れ様の線状の膨疹が出現し、コリン性蕁麻疹（cholinergic urticaria：CholU）ではかゆみやチクチクした痛みを伴う小型の膨疹や紅斑が特徴である。皮疹の持続時間は、特発性の蕁麻疹では数時間以上であることが多いが、刺激誘発型の蕁麻疹では通常数時間以内と短い。複数病型の合併がありえること、さらに病型分類にあてはまりにくいものもあることから、各症例の全体像をとらえ、併存する病型の可能性を考慮する。

表3 蕁麻疹の病型に応じた検査の目的と内容

病型	検査の目的	検査の内容
I．特発性の蕁麻疹		
急性蕁麻疹・慢性蕁麻疹	増悪・背景因子の検索	病歴，身体所見から関連が疑われる因子を検査する ・アナフィラキシー症状を伴う場合： 　刺激誘発型の蕁麻疹を鑑別 ・発熱，関節痛などの皮膚外症状を伴う場合： 　感染症，膠原病などの背景因子の検索， 　蕁麻疹関連疾患を鑑別 ・自己免疫機序の検索： 　自己血清皮内テスト，ヒスタミン遊離試験
II．刺激誘発型の蕁麻疹		
アレルギー性の蕁麻疹	原因アレルゲンの検索	プリックテスト，特異的IgEの存在の証明 必要に応じて負荷試験
食物依存性運動誘発アナフィラキシー	原因アレルゲンの検索	プリックテスト，特異的IgEの存在の証明 必要に応じて負荷試験
非アレルギー性の蕁麻疹	原因物質の同定	必要に応じて負荷試験
アスピリン蕁麻疹	原因薬剤の同定	被疑薬剤のプリックテスト （I型アレルギーの除外） 必要に応じて被疑薬剤による負荷試験
物理性蕁麻疹	病型確定	経過から疑われる物理的刺激による負荷試験
コリン性蕁麻疹	病型確定	運動・入浴による誘発試験
コリン性蕁麻疹	減汗症の有無の確認	温熱発汗試験
コリン性蕁麻疹	汗アレルギーの確認	オビソート皮内テスト，自己汗皮内テスト，ヒスタミン遊離試験
接触蕁麻疹	原因物質の同定	・アレルギー性 　プリックテスト，特異的IgEの存在の証明， 　必要に応じて負荷試験 ・非アレルギー性 　必要に応じて負荷試験
III．血管性浮腫		
特発性の血管性浮腫	増悪・背景因子の検索	特発性の蕁麻疹に準ずる
刺激誘発型の血管性浮腫	病型の確定	刺激誘発型の蕁麻疹に準ずる
ブラジキニン起因性の血管性浮腫	診断確定	病歴，家族歴，服薬歴の確認 補体C3，C4，CH50，C1-INH活性
遺伝性血管性浮腫	診断確定	病歴，家族歴，服薬歴の確認 補体C3，C4，CH50，C1-INH活性

蕁麻疹の検査は，疑われる各病型に応じて行われるが，その目的は病型・診断の確定，原因の検索，増悪・背景因子の検索からなる。

（文献1より引用改変）

3. 検査

　問診と身体所見から疑った病型の確定と原因・背景因子の検索を目的として検査を行う（表3）。特発性の蕁麻疹を疑う場合，必要に応じて背景疾

患の有無や基礎疾患の現状を確認する目的で検査する。画一的なⅠ型アレルギー検査や一般生化学検査は推奨されない。皮疹が 24 時間以上持続し，紫斑や色素沈着を伴う場合は，蕁麻疹様血管炎を鑑別するために皮膚生検による病理組織検査が必要である。一方，刺激誘発型の蕁麻疹を疑う場合は，疑われる病型に応じたⅠ型アレルギーの検査や，原因物質や刺激による誘発試験を行うことで診断を確定する。物理性蕁麻疹，CholU では，誘因として疑われる負荷により皮疹を誘発することで診断できる。血管性浮腫では，家族歴・原因となりうる薬歴・蕁麻疹の合併の有無により病型を鑑別し，遺伝性血管性浮腫を疑う場合に補体系（C4，C1 インヒビター活性）の検索を考慮する。

4. 治療

　蕁麻疹治療の基本的なスタンスは，原因・悪化因子の除去・回避と，ヒスタミン H_1 受容体拮抗薬（抗ヒスタミン薬）を中心とした薬物治療の 2 つからなる（図2）。いずれに重きを置くかは病型および個々の症例により異なり，刺激誘発型の蕁麻疹では膨疹を誘発する直接的な刺激の同定と回避が治療の中心であるのに対して，特発性の蕁麻疹および多くの血管性浮腫では薬物治療を継続して病勢の鎮静化を図る。当面の治療目標は，治療により症状の出現がない，または生活に支障のない程度までに制御された状態を続けることにある（第一目標）。このように蕁麻疹の活動性の低い状態を維持することで，最終的には薬剤を使用することなく症状の出現しない状態に至ること（第二目標）が期待できる。

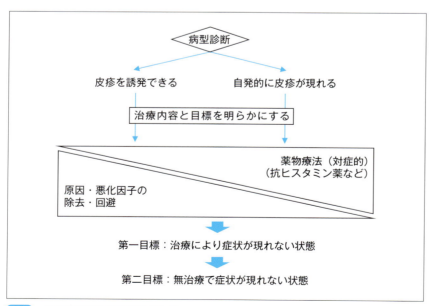

図2　蕁麻疹治療の基本的スタンス
　原因・悪化因子の除去・回避と，抗ヒスタミン薬などの薬物治療からなる。皮疹を誘発できる刺激誘発型の蕁麻疹では前者が治療の中心であるが，自発的に皮疹が現れる特発性の蕁麻疹では後者の薬物治療が中心である。

（文献 1 より引用改変）

表4 Urticaria activity score（UAS）と urticaria control test（UCT）

a. Urticaria activity score（UAS）

スコア	膨疹	かゆみ
0	なし	なし
1	軽度（10〜20個/24時間）	軽度（かゆいがそれほど気にならない）
2	中等度（20〜50個/24時間）	中等度（かゆくて不快だが日常生活や睡眠には支障ない）
3	高度（>50個/24時間）	高度（日常生活や睡眠を支障するほど激しくかゆい）

（文献3をもとに筆者作成）

b. Urticaria control test（UCT）

① この4週間に，蕁麻疹による症状（かゆみ，膨疹，腫れ）がどのくらいありましたか
□ 非常に強い（0点）　　□ 強い（1点）　　□ ある程度（2点）　　□ わずか（3点）　　□ 全くない（4点）
② この4週間に，蕁麻疹によってあなたの生活の質はどのくらい損なわれましたか
□ 非常に強い（0点）　　□ 強い（1点）　　□ ある程度（2点）　　□ わずか（3点）　　□ 全くない（4点）
③ この4週間に，蕁麻疹の治療があなたの症状を抑えるのに十分でなかったことがどのくらいありましたか
□ 非常に頻繁（0点）　　□ 頻繁（1点）　　□ ときどき（2点）　　□ まれに（3点）　　□ 全くない（4点）
④ 全体として，この4週間にあなたの蕁麻疹はどのくらいよい状態に保たれていましたか
□ 全く（保たれていなかった）（0点）　　□ わずかに（しか保たれていなかった）（1点） □ ある程度（保たれていた）（2点）　　□ よく（保たれていた）（3点）　　□ 完全に（保たれていた）（4点）

　UASは1日の膨疹とかゆみを0〜3点で点数化し合計したものである。連続7日間のスコアを合計したものがUAS7（0〜42点）で，点数が高いほど慢性蕁麻疹の活動性が高い。UCTでは，直近4週間の蕁麻疹・血管性浮腫の状態に関する4項目の質問に対して，0〜4点が割り当てられた4個の選択肢から1つを選ぶ。合計点（0〜16点）を算出し，点数が高いほど疾患コントロールがよい。

（文献4をもとに筆者作成）

　実臨床では，治療の効果と治療に伴う身体的経済的負担のバランスを踏まえて治療計画を立てるため，診察ごとに病勢の推移を適切に評価する必要がある。蕁麻疹の病勢や患者QOLの障害の程度を評価するための尺度として，urticaria activity score（UAS），urticaria control test（UCT），chronic urticaria quality of life questionnaire（CU-Q2oL）などの使用が推奨される[2]。UAS（**表4a**）[3]は，慢性蕁麻疹の疾患活動性を前方視的に評価する指標で，毎日の膨疹の数とかゆみの程度をそれぞれ0〜3点で点数化し，合計をその日のスコアとしたものである。連続7日間のスコアを合計したものがUAS7（0〜42点）で，点数が高いほど慢性蕁麻疹の活動性が高いと判断する。UAS7スコア0〜6点，6〜16点，16〜28点，28〜42点が，それぞれ軽快・軽症・中等症・重症の目安である。一方，UCT（**表4b**）[4]は，蕁麻疹の病型によらず蕁麻疹と血管性浮腫の状態を後方視的に評価する手段である。直近4週間の蕁麻疹・血管性浮腫の状態に関する4項目の質問に対して，0〜4点が割り当てられた4個の選択肢から1つを選んで回答する。各項目の合計点（0〜16点）を算出し，点数が高いほど疾患コントロールがよく，16点満点中12点以上で良好な制御の目安となる。

　各病型に対する治療として，ガイドラインでは特発性の蕁麻疹の治療手順

が示され，使用する薬剤の種類や順序が具体的に提案されている。一方，刺激誘発型の蕁麻疹では，その重症度や長期的治療について病型による違いが大きく，具体的方法についてはほとんど整備されていない。そこで本書では，これらの各病型の治療について，主としてエキスパートオピニオンに基づいてできるだけ具体的な治療法のアルゴリズムを示し，それらの内容が，臨床現場での支援とともに，これからのコンセンサス形成のための礎石となることを目指した。

5. 生活指導・見通し

特発性の蕁麻疹では，詳しい問診に基づき，個々の症例に応じた原因，悪化因子を探索する姿勢を保持しながら，すべての原因を1つの因子に求める偏った指導は避ける。刺激誘発型の蕁麻疹では，原因となっている刺激を回避することを基本とした生活指導を行う。また，アレルギー性の蕁麻疹では，原因抗原の熱安定性や他の物質との交叉性，運動や併用する薬剤による症状の悪化の可能性も踏まえて指導する。

蕁麻疹の予後に関して，急性蕁麻疹では発症後1週間以内に治療を開始した症例の多くは慢性化する（6週間以上持続する）ことなく治癒に至る[5]。一方，慢性蕁麻疹の病悩期間は比較的短期間から数十年に及ぶまで症例により大きく異なり[6]，刺激誘発型の蕁麻疹については病型ごとに病悩期間が異なり，治療内容に違いがある。そのため，蕁麻疹の平均的な病悩期間や治療介入による病悩期間の短縮効果，無治療で経過した場合の治癒率を定量的に示すことは難しい。難治性の慢性蕁麻疹や刺激誘発型の蕁麻疹では，長きにわたり十分なコントロールを達成できないことが多く，患者と家族の身体的精神的な負担は大きい。しかし，蕁麻疹は基本的に年月をかけて徐々に終息に向かう疾患であり，治療を継続することでいずれ治癒に至ることが期待されるため，患者が希望をもって治療を続けられるよう配慮することが大切である。

文献
1) 秀道広，森桶聡，福永淳ほか(日本皮膚科学会蕁麻疹診療ガイドライン改定委員会)：日本皮膚科学会ガイドライン，蕁麻疹診療ガイドライン 2018. 日皮会誌 **128**：2503-2624, 2018
2) Weller K, Siebenhaar F, Hawro T, et al：Clinical Measures of Chronic Urticaria. Immunol Allergy Clin North Am **37**：35-49, 2017
3) Zuberbier T, Aberer W, Asero R：European Academy of Allergy and Clinical Immunology, Global Allergy and Asthma European Network, European Dermatology Forum, World Allergy Organization, et al：The EAACI/GA(2) LEN/EDF/WAO Guideline for the definition, classification, diagnosis, and management of urticaria：the 2013 revision and update. Allergy **69**：868-887, 2014
4) Moxie：Urtikariakontrolltest (UCT) - nicht kommerziell, 2015 (http：//moxie-gmbh.de/medizi nische-produkte/8/urtikariakontrolltest-uct).
5) 田中稔彦，平郡真紀子，秀道広ほか：特発性の蕁麻疹の初期治療と病悩期間に関する解析．アレルギー **64**：1261-1268, 2015
6) Hiragun M, Hiragun T, Mihara S, et al：Prognosis of chronic spontaneous urticaria in 117 patients not controlled by a standard dose of antihistamine. Allergy **68**：229-235, 2013

Ⅱ　特発性の蕁麻疹
1. 急性蕁麻疹
2. 慢性蕁麻疹

1 急性蕁麻疹

高萩　俊輔[1]　秀　道広[2]
1) 広島大学大学院医系科学研究科皮膚科学
2) 広島大学大学院医系科学研究科皮膚科学 教授

1. 概念・特徴

　直接的な原因や誘因なく自発的に膨疹が出没する特発性の蕁麻疹のうちで，発症してからの期間が6週間以内のものを急性蕁麻疹とよぶ。急性蕁麻疹患者は全蕁麻疹患者の7.6～16％を占め[1]，全年齢層に分布するが，特に小児の特発性の蕁麻疹の多くは急性蕁麻疹である。症状として，かゆみを伴う大小の浮腫性紅斑が，数個ないし多数，全身に出現する（図1）。個々の皮疹は24時間以内に消退するが，他の部位に皮疹の新生を繰り返す。血管性浮腫を伴うこともある。背景因子として疲労やストレスが病態に寄与するほか，細菌やウイルス感染に関連して生じることが少なくない。なんらかの感染が関連する割合は3.1～64％で[2]，上気道や尿路の細菌感染やウイルス感染が多く，原因微生物としてブドウ球菌，連鎖球菌，マイコプラズマ，インフルエンザウイルスなどのウイルス，アニサキスなどの報告がある[3]。ヒスタミンH_1受容体拮抗薬（抗ヒスタミン薬）を中心とした適切な治療により1カ月以内に治癒に至る例が多い[4]。

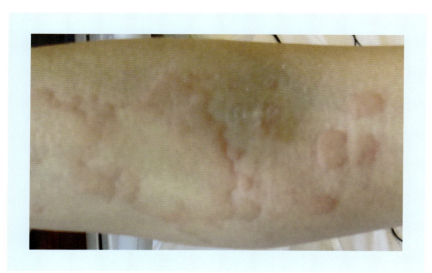

図1　急性蕁麻疹の皮疹
　大小の浮腫を伴う紅斑が散在し，一部は癒合して地図状を呈する。

（筆者提供）

2. 診断・鑑別

　急性蕁麻疹の診断は，患者の訴える皮疹が蕁麻疹であることを確認し，刺激誘発型の蕁麻疹を除外できれば確定されるが，それは問診と身体所見から概ね可能である（図2）。

　蕁麻疹と他の皮膚疾患の大きな違いは，蕁麻疹の皮疹が24時間以内に跡形なく消退することで，初発から2日程度の経過がわかれば，蕁麻疹の診断は容易である。発症後24時間以内は，虫刺症，多形滲出性紅斑，薬疹との鑑別が難しいことがあり，皮疹の分布，虫刺されの自覚や薬歴から総合的に判断するか，数日経過をみて診断に至ることもある。特定の刺激への曝露でのみ皮疹が誘発される刺激誘発型の蕁麻疹との鑑別については，数日間連続して出没を繰り返していれば，ほぼ急性蕁麻疹と考えてよい。初回の症状出現時あるいは出現後では，直接的な誘引の有無や，刺激に曝露した部位に限局した皮疹の出現の有無を確認して鑑別する。また，特発性の蕁麻疹では全身に膨疹が多発して，時に気分不良を伴うこともあるが，基本的にアナフィラキ

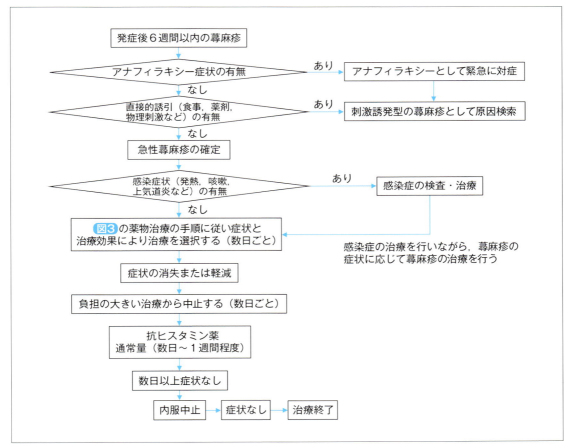

図2　急性蕁麻疹の診療手順
　皮疹の性状と経過から蕁麻疹と診断し，刺激誘発型の蕁麻疹を除外することで急性蕁麻疹の診断を確定する。病歴や身体所見から関連が疑われる感染症などの背景因子を評価するとともに，症状に対してはヒスタミンH_1受容体拮抗薬（抗ヒスタミン薬）を中心とした薬物治療を行う。

（筆者作成）

シーへ進展することはないため，アナフィラキシー症状を伴う場合は，刺激誘発型の蕁麻疹を十分に鑑別する必要がある。急性蕁麻疹の診断後には，病歴や身体所見から関連が疑われる背景・増悪因子があれば必要に応じて検査を行う。

3. 検査

　前述のように，急性蕁麻疹の診断のために特別な検査は必要ない。一方，刺激誘発型の蕁麻疹を除外する目的で，プリックテストや特異的IgE抗体価の測定によるⅠ型アレルギー検査や必要に応じて該当する刺激による負荷試験を実施することはある。背景因子の検索を目的とした場合にも，典型的な蕁麻疹以外に身体症状がなく，治療への反応性もよければ，むやみにあてのない血液検査を行うべきではない。

　熱発，咳嗽，腹痛，上気道炎などの感染を疑う症状がある場合には，一般的な血液生化学検査，検尿を行い，必要に応じて培養検査などのさらなる精査を進める。幼児から青年期の患者で発熱を認め，しつこい咳嗽の持続や，家族や周囲でマイコプラズマ感染症の流行がある場合には，マイコプラズマ感染症の可能性も考慮して，小児科や呼吸器内科にコンサルテーションする。感染症の治療に使用されている抗菌薬や解熱鎮痛薬などの薬剤に起因する蕁麻疹も考慮する必要がある。

4. 治療（図2，図3）

　非鎮静性の第二世代抗ヒスタミン薬を1週間程度処方する。かゆみと膨疹の出現がない状態が数日続けば，内服を飲み切って中止してよいことを患者に説明する。

　数日経っても症状が十分に鎮静化できない場合，抗ヒスタミン薬の2倍量までの増量あるいは他剤を併用し，段階的に補助的治療薬あるいはステロイド内服も考慮する。補助的治療薬としては，H_2受容体拮抗薬，抗ロイコトリエン薬，トラネキサム酸を使用してもよいが，これらの薬剤の急性蕁麻疹に対する有効性のエビデンスは乏しい[5]。

　初診時すでに出現している症状が激しい場合には，初めから通常量より多い抗ヒスタミン薬を使用したり，ステロイド全身投与を併用することもある。

　激しい症状に対して速やかな緩和が必要な場合には，抗ヒスタミン薬とグリチルリチン製剤の静注を行い，適宜，ステロイド静注を併用する。これらの治療により症状が軽快したあとは，負担の大きい治療から数日ごとに中止する。通常量の抗ヒスタミン薬内服で数日以上の間，症状の出現を認めなければ内服を中止し，それでも症状の出現がなければ治療を終了する。

　急性蕁麻疹に対するステロイドの効果については，症状を早期に鎮静化し，治癒までの期間を短縮するという小規模なエビデンスがある[6]が，最近，レボセチリジンにプレドニゾロンを併用したランダム化比較試験でステロイド併用による症状の改善効果がないことも報告[7]されている。さらにステロイ

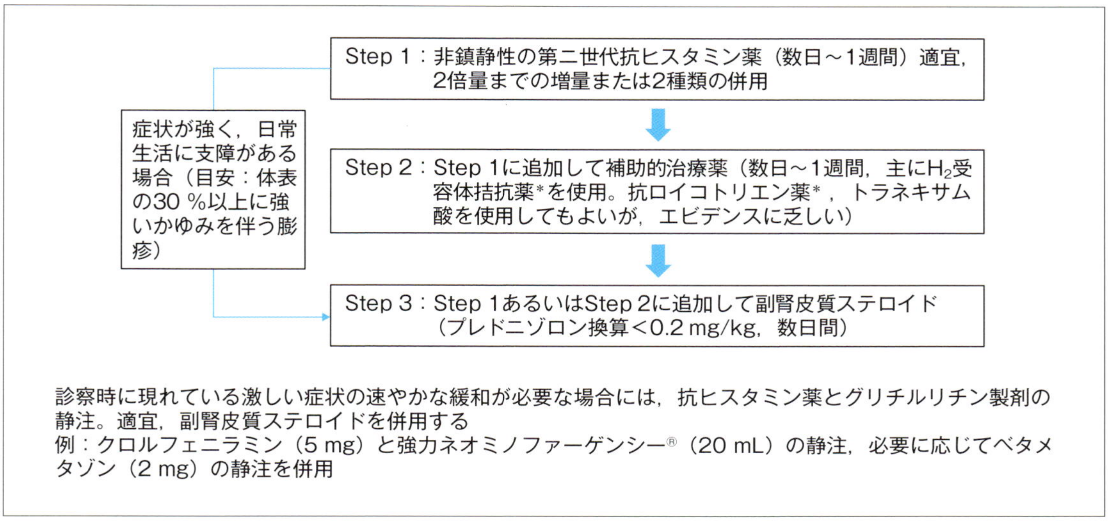

図3 急性蕁麻疹の薬物治療手順
薬物治療の第一選択はヒスタミンH₁受容体拮抗薬（抗ヒスタミン薬）である。症状や治療効果に応じて抗ヒスタミン薬の増量または2種類を併用するが，それでも効果不十分の場合にはH₂受容体拮抗薬などの補助的治療薬やステロイドを併用する。症状が激しい場合には，最初からステロイド全身投与を併用することもある。

（筆者作成）

ドは，背景因子の感染症を悪化・遷延化させる可能性もある。そのため，ステロイドは激しい症状のために日常生活に支障をきたし，症状を鎮静化する必要がある場合に限り，抗ヒスタミン薬に併用するかたちでプレドニゾロン換算 <0.2 mg/kg を数日間使用して症状の軽減を図ってもよい。数日間の併用で効果を認めなければ速やかに中止する。

急性蕁麻疹ではしばしば感染症が背景因子となるため，発熱，咳嗽，リンパ節腫脹，白血球増多，C反応性蛋白上昇等の感染症状を伴い，抗ヒスタミン薬で効果不十分な場合には抗菌薬を併用してもよい。

抗菌薬は感染病巣の培養検査に基づいて選択することが基本であるが，原因菌としてはブドウ球菌や連鎖球菌が多く[3]，まずはペニシリン系やセフェム系を選択してもよい。マイコプラズマ感染症が疑われる場合には，テトラサイクリンかマクロライド系抗菌薬を選択する。ただし，細菌感染のほか，ウイルス感染の可能性もあり，抗菌薬の投与は症例ごとに検討する必要がある。

5. 生活指導・見通し

急性蕁麻疹の多くは抗ヒスタミン薬の内服で症状の鎮静化が得られ，一過性の感染に伴うものでは感染症状の消退に伴って蕁麻疹も消退する。実際，発症から7日以内に治療を開始した患者では，発症1週間後と4週間後には75％あるいは85％は治癒する[4]。しかし，抗ヒスタミン薬のみでは症状を十分に制御しえず，強い症状が持続すると，患者は治療の妥当性と原因追及に関して不安を募らせる。その場合，たとえ急性期の症状が重症でも，1〜4週間後には多くの患者が治癒する予後のよい疾患であることを説明し，患者が希望をもって治療を続けられるように配慮することが大切である。また，

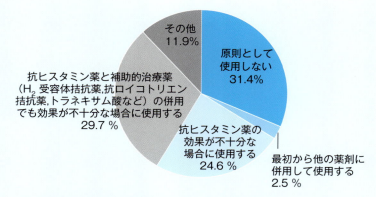

急性蕁麻疹の治療に全身ステロイド投与を行うか。「原則として使用しない」は30％にとどまり，半数は他の治療で効果が不十分な場合にステロイドを使用すると回答した。特に，抗ヒスタミン薬の効果が不十分な場合に，補助的治療薬を併用せずに，ステロイド投与に踏み切る回答が30％を占めたことが注目される。

急性蕁麻疹は，しばしば激しい膨疹とかゆみを生じる。現時点では，急性蕁麻疹に対してステロイドを併用することの是非については結論が出ていないが，早期の症状軽減効果を期待して，補助的治療薬よりもステロイド投与がなされていると考えられる。ステロイド投与時には長期の投与を避け，数日で効果を判定して，症状軽快後は速やかに中止するべきである。

疲労やストレス，感染が背景因子となっていることが多く，休息をとって無理のない生活を送ることを指導する。

5％程度の患者で，1年以上症状が遷延し定義上は慢性蕁麻疹となるが，急性期の症状からどの患者で症状が遷延するかを予測することは難しい。

文献

1) Sabroe RA：Acute urticaria. Immunol Allergy Clin North Am **34**：11-21, 2014
2) 矢口順子，角田孝彦：急性蕁麻疹. Derma.（増：こんなとき困らない 皮膚科救急マニュアル）**249**：119-123, 2016
3) Wedi B, Raap U, Wieczorek D, et al：Urticaria and infections. Allergy Asthma Clin Immunol **5**：10, 2009
4) 田中稔彦，平郡真記子，秀道広ほか：特発性の蕁麻疹の初期治療と病悩期間に関する解析. アレルギー **64**：1261-1268, 2015
5) Lin RY, Curry A, Pesola GR, et al：Improved outcomes in patients with acute allergic syndromes who are treated with combined H_1 and H_2 antagonists. Ann Emerg Med **36**：462-468, 2000
6) Pollack CV Jr, Romano TJ：Outpatient management of acute urticaria：the role of prednisone. Ann Emerg Med **26**：547-551, 1995
7) Barniol C, Dehours E, Mallet J, et al：Levocetirizine and prednisone are not superior to levocetirizine alone for the treatment of acute urticaria：A Randomized Double-Blind Clinical Trial. Ann Emerg Med **71**：125-131. e1, 2018

2 慢性蕁麻疹

亀頭　晶子[1]，高萩　俊輔[1]，秀　道広[2]
1）広島大学大学院医系科学研究科皮膚科学
2）広島大学大学院医系科学研究科皮膚科学 教授

1. 概念・特徴

　慢性蕁麻疹は，食物や薬剤，物理的刺激などの膨疹を誘発する直接的な誘因を特定できない特発性の蕁麻疹で，病脳期間がすでに6週間以上を経過しているものをいい全蕁麻疹患者の約半数を占める[1]。症状として，かゆみを伴う膨疹が毎日規則的に出没し，特に夕方から夜間にかけて症状が出現・悪化することが多い。皮疹のかたちはさまざまで，小豆大程度の小型の浮腫性紅斑から，鶏卵大以上の比較的大型で環状のものや，手掌大を超えて地図状に融合するものもある。個々の皮疹は，かゆみとともに半日程度で跡形なく消退するが，時に2〜3日持続することもある。その病態は，他の蕁麻疹病型と同様に，活性化された皮膚肥満細胞から放出されるヒスタミンなどのケミカルメディエーターに起因する[2]が，肥満細胞を活性化する直接的な誘因は特定しえない。一方で，背景因子として感染，疲労・ストレスなど種々の因子が病態に関与し，一部の患者では血清中に肥満細胞膜上のIgEまたは高親和性IgE受容体に対する自己抗体が検出される[3]。これら複数の因子が，さまざまな程度に絡み合って病態形成に寄与するため，単一の因子のみでその病態を説明することはできない。食物や薬剤，物理的刺激で誘発される刺激誘発型の蕁麻疹に比べて薬物治療への反応性がよく，多くの患者でH_1受容体拮抗薬（抗ヒスタミン薬）が奏効する。

2. 診断・鑑別

　かゆみを伴う紅斑あるいは，膨疹が色素沈着や落屑などの皮疹を残すことなく24時間以内に消退することが確認できれば，ほぼ蕁麻疹と診断できる。蕁麻疹のうち，直接的原因や誘因がなく，6週間を超えて膨疹が出没するものが慢性蕁麻疹であり，抗原や物理的刺激などにより皮疹が惹起される刺激誘発型の蕁麻疹や，蕁麻疹様血管炎などの蕁麻疹様の皮疹を呈する疾患を除外することで診断に至る。それらの鑑別は，主に病歴と理学所見（膨疹の形態や皮疹の持続時間など）により行い，必要に応じて各病型に対する検査を実施する。実際，慢性蕁麻疹でみられる膨疹は大きさが多様で，一般的な円形の膨疹や，しばしば花弁状，環状の膨疹を呈するが，刺激誘発型の蕁麻疹で花弁状や環状の膨疹をみることはない。機械性蕁麻疹ではミミズ腫れ様の

線状の膨疹が出現し，コリン性蕁麻疹ではかゆみやチクチクした痛みを伴う粟粒大の膨疹や紅斑が特徴であり，慢性蕁麻疹の皮疹とは形態が異なる。皮疹の持続時間は，慢性蕁麻疹で数時間以上であることが多いが，刺激誘発型の蕁麻疹では通常数時間以内である。また，慢性蕁麻疹に機械性蕁麻疹や遅延性圧蕁麻疹などの刺激誘発型の蕁麻疹を合併して複数の病型が混在することもある。また，24時間以上の長時間持続する蕁麻疹のうち，紫斑や網状皮斑を伴い膨疹消退後に色素沈着を残すものは，蕁麻疹様血管炎の可能性を考える。その他，発熱や関節痛など皮膚以外の自覚症状を伴う場合は，感染症や膠原病の背景因子の関与や，Schnitzler症候群やクリオピリン関連周期熱症候群などの蕁麻疹関連疾患の鑑別を行う。慢性蕁麻疹と診断したあとには，疲労・ストレス，食物，薬剤，感染や膠原病などの基礎疾患が背景因子となっている可能性も考慮し，病歴や理学所見からそれらの関与が疑われる場合には適宜その因子に関する検査を行う。

3. 検査

慢性蕁麻疹を診断するための特別な検査はない。慢性蕁麻疹には，前述の背景因子に加えて，一部の症例で甲状腺機能異常が関与する例，ヘリコバクター・ピロリ（*Helicobacter pylori*：*H. pylori*）除菌後に蕁麻疹が寛解する例もある。そのため，非典型例や難治例あるいは発熱や関節痛など皮膚以外の自覚症状を伴う症例では，必要に応じて末梢血，CRP，抗核抗体，甲状腺機能検査，甲状腺自己抗体検査，*H. pylori*に関連した検査を考慮する。また、一部の患者ではIgEまたは高親和性IgE受容体に対する自己抗体が病態に関与するが，それら自己抗体を検出する自己血清皮内テスト，ヒスタミン遊離試験や好塩基球活性化試験は一部の専門施設でのみ実施される特殊検査である。

4. 治療

治療導入期は，薬物投与により症状が出ない状態を達成することを目標とする。薬物治療として抗ヒスタミン薬を基本に治療を計画し，症例ごとの増悪・悪化因子（疲労・ストレス，月経，食物，薬剤など）をできる限り回避しながら病勢の鎮静化を図る。治療に際しては，蕁麻疹の活動性の指標としてurticaria activity score（UAS）や，疾患コントロールの指標としてurticaria control test（UCT）を診察ごとに評価し，それらに応じて治療を進めていく（Step 1～4, 図1）。各指標の詳細は総論の項を参照いただきたい。

① Step 1（抗ヒスタミン薬による治療）

非鎮静性第二世代抗ヒスタミン薬の通常量の投与から開始する。基本的に1～2週間継続して内服したあとに効果を判定する。通常量の抗ヒスタミン薬で効果が不十分な場合には，他の抗ヒスタミン薬への変更や，2倍量までの抗ヒスタミン薬の増量または2剤併用を行う。

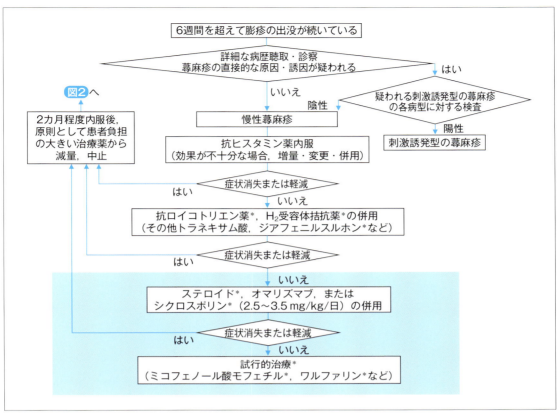

*：慢性蕁麻疹に対する健康保険適用は未承認
図1 慢性蕁麻疹の診療手順・治療アルゴリズム
主に病歴と理学所見により診断を行い，蕁麻疹の活動性や治療効果を診察ごとに評価しながら治療を進めていく。

(筆者作成)

② Step 2（補助的治療薬の併用）

抗ヒスタミン薬による治療で効果が不十分な場合，Step 1に追加してH_2受容体拮抗薬や，抗ロイコトリエン薬を併用する。その他，補助的治療薬としてトラネキサム酸，グリチルリチン製剤（注射），ワクシニアウイルス接種家兎炎症皮膚抽出液（注射），ジアフェニルスルホン（DDS）などを追加してもよいが，これらの治療に関するエビデンスは乏しい。特に，個々の皮疹の持続時間が24時間以上と長い症例では，皮膚生検で血管周囲に好中球を中心とした炎症細胞浸潤がみられ，DDSの併用が有効のことがある[4]。DDS内服中は，薬剤性過敏症症候群であるDDS症候群（発熱，紅斑，リンパ節腫脹，肝機能障害など），溶血性貧血，無顆粒球症などの副作用に注意して定期的に血液検査を行う。

③ Step 3（オマリズマブ／シクロスポリン／副腎皮質ステロイドの併用）

補助的治療薬の追加でもなお症状のコントロールが不良の症例に対しては，オマリズマブ，シクロスポリン（2.5〜3.5 mg/kg/日），副腎皮質ステロイド（プレドニン換算<0.2 mg/kg/日）の併用を検討する。これら3剤は，治療の位置づけとして同列に位置するが，シクロスポリンには長期投与によ

る不可逆的な腎機能障害のリスクがあり，副腎皮質ステロイドには慢性蕁麻疹の長期予後に対する有効性のエビデンスがなく，種々の副作用の懸念がある。各薬剤の有効性と患者の身体的負担の点では，3剤のうちまずオマリズマブを投与し，オマリズマブが無効の場合や，経済的負担からオマリズマブの投与が難しい場合にはシクロスポリン内服を検討する。内服ステロイドは，症状が強い急性期に1～3週間を目安とし使用してもよいが，1カ月以上減量や中止の目途が立たない場合は他の治療への変更を考える。蕁麻疹の国際ガイドラインでは，4倍量の抗ヒスタミン薬で効果不十分な場合の治療として，オマリズマブ，次いでシクロスポリンの使用が推奨されている。

アンケート 慢性蕁麻疹の治療においてオマリズマブを導入するのはどのタイミングか（1択，n=118）

- 抗ヒスタミン薬の増量・併用で効果が不十分な場合 10.2 %
- 抗ヒスタミン薬+補助的治療薬（H_2受容体拮抗薬，抗ロイコトリエン薬，トラネキサム酸など）で効果が不十分な場合 39.0 %
- 抗ヒスタミン薬+補助的治療薬+内服ステロイドで効果が不十分な場合 22.9 %
- 抗ヒスタミン薬+補助的治療+シクロスポリンで効果が不十分な場合 10.2 %
- その他 17.8 %

　国際ガイドラインでは，4倍量の抗ヒスタミン薬で効果不十分な場合の治療としてオマリズマブの使用が推奨されているが，わが国のガイドラインでは有効性，安全性のみならず経済的負担も考え，抗ヒスタミン薬（Step 1），補助的治療薬（Step 2）に次ぐStep 3の治療としてオマリズマブが位置づけられている。
　オマリズマブを導入するタイミングについて，本アンケート調査では抗ヒスタミン薬+補助的治療薬で効果が不十分な場合が約40％と最も多く，わが国のガイドラインに沿うものであった。なお，ガイドラインでは補助的治療薬による治療に次ぐStep 3の治療薬としてステロイド，オマリズマブ，シクロスポリンが並記されているが，本アンケート調査では多くの回答者がオマリズマブを最初に選択していることが窺える。

④ Step 4（試行的治療）

　以上の治療に抵抗性の難治性蕁麻疹に対して，試行的治療として免疫グロブリン静注，メトトレキサート，ミコフェノール酸モフェチル，ワルファリンなどが考慮される。

⑤ 症状軽快後の予防的内服

　前述の治療により十分な症状の制御ができれば，原則として患者の負担の大きい治療薬から減量・中止する。そして抗ヒスタミン薬または抗ヒスタミン薬と補助的治療薬により症状を完全に制御後，すぐに治療薬を減量・中止すると症状が再燃することが多いため，1～2カ月は同じ薬剤を投与する。その後は症状の再燃の有無に注意しながら，数週間～1カ月ごとに薬剤を漸減する。最終的には1日あたりの内服量を減量し，内服間隔を徐々にあけてい

き，3日に一度程度内服することで症状が出現しない状態まで改善したらいったん内服を中止し，症状出現が週2～3回程度でかつ1回に出現する膨疹の数が数個以内であれば適宜頓服に変更する（図2）。

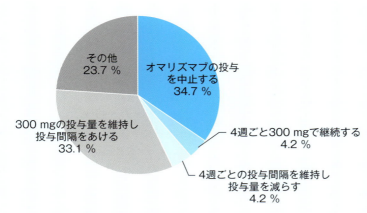

オマリズマブ奏効例の3カ月経過後の治療については，40％が投与を継続，35％が投与を中止するという回答であった。投与継続のなかでは「投与量を維持して投与間隔をあける」が33.1％と最多で，「投与間隔を維持して投与量を減らす」が4.2％，「投与量・投与間隔とも維持する」が4.2％であったが，オマリズマブの減量～中止の方法については一定の見解が得られておらず，今後引き続き検討が必要と考えられる。

5. 生活指導・見通し

　慢性蕁麻疹の病悩期間は通常1～5年で，慢性蕁麻疹の予後不良因子としては，高年齢，長い罹病期間，他病型の蕁麻疹の合併が挙げられるが[5]，慢性蕁麻疹の長期予後については報告により差があり，一定の見解が得られていない。わが国の報告では，1種類の標準量抗ヒスタミン薬で症状のコントロールが不良であった慢性蕁麻疹患者で，初診後1，2，5年後に薬物治療なしで無症状となる治癒率は，各々11.5％，13.9％，27.7％，1種類の標準量抗ヒスタミン薬で無症状となる改善率は，各々36.6％，51.2％，66.1％であった[6]。このように，初期に抗ヒスタミン薬のみで症状が十分に制御できない慢性蕁麻疹では，その後年余にわたり症状が持続することも多く，通常量以下の抗ヒスタミン薬で日常生活に支障のない状態を維持することが治療のゴールとなることもある。慢性蕁麻疹では，原因や予後について明確に説明できないことが多いが，最終的には治癒に至りうる疾患であることを説明し，患者の不安を取り除きながら，段階的に治療目標を定めて治療を行うことが大切である。

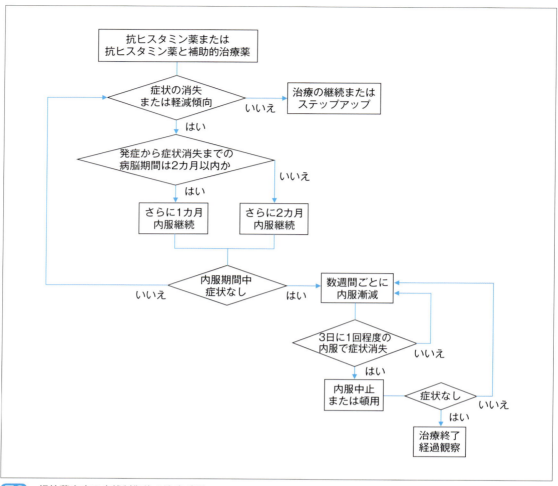

図2 慢性蕁麻疹の症状制御後の治療手順
　治療により症状が軽快したあと，1〜2カ月は同じ薬剤を投与する．その後，症状の再燃の有無に注意しながら，数週間〜1カ月ごとに薬剤を漸減・中止する．

（筆者作成）

文献

1) 田中稔彦，亀好良一，秀道広：広島大学皮膚科外来での蕁麻疹の病型別患者数．アレルギー　**5**：134-139，2006
2) 亀好良一：膨疹とその形成機序．p186-195, 296p, 最新皮膚科学大系（3：湿疹 痒疹 掻痒症 紅皮症 蕁麻疹）（玉置邦彦総編），中山書店，東京，2002
3) Hide M, Francis DM, Grattan CE, et al：Autoantibodies against the high-affinity IgE receptor as a cause of histamine release in chronic urticaria. N Engl J Med **328**：1599-604, 1993
4) Criado RF, Criado PR, Martins JE, et al：ticaria unresponsive to antihistaminic treatment：an open study of therapeutic options based on histopathologic features. J Dermatolog Treat **19**：92-96, 2008
5) 平郡真記子：「いつ治るのか知りたい」患者にどう説明するか．Derma. **276**：11-16, 2018
6) Hiragun M, Hiragun T, Mihara S, et al：Prognosis of chronic spontaneous urticaria in 117 patients not controlled by a standard dose of antihistamine. Allergy **68**：229-235, 2013

Ⅲ 刺激誘発型の蕁麻疹

1. アレルギー性の蕁麻疹
2. 食物依存性運動誘発アナフィラキシー（FDEIA）
3. 非アレルギー性の蕁麻疹
4. アスピリン蕁麻疹（不耐症による蕁麻疹）
5. 物理性蕁麻疹
6. コリン性蕁麻疹
7. 接触蕁麻疹

1 アレルギー性の蕁麻疹

猪又　直子
横浜市立大学大学院医学研究科環境免疫病態皮膚科学 准教授

1. 概念・特徴

　アレルギー性の蕁麻疹とは，生体が食物，薬品，植物（天然ゴム製品を含む），昆虫の毒素などに曝露されることにより起こり，時にアナフィラキシー（ショック）に進展する（表1，図1）[1〜3]。これらの反応は，特定の抗原物質に対する特異的IgEを介したI型アレルギー反応であり，通常は抗原への曝露後数分から1〜2時間以内の即時相に生じる[1]。ただし，納豆アレルギー，一部の哺乳類肉アレルギー，アニサキスアレルギー等では，前日に摂取した食物により翌日アレルギー症状が現れることもある。

　また，アナフィラキシーでは，即時相の症状がいったん治まってから，数時間後に再び症状が現れる，いわゆる二相性反応がみられることがある。

　本病型は医療機関を受診する蕁麻疹症例の概ね数％に相当し，一般に想定されるほど多くない[4〜6]。

表1　アナフィラキシーを起こす原因物質

IgE 依存性
① 薬剤（抗菌薬，特にセフェム系が多い） ② 食物（鶏卵，牛乳，小麦，ソバ，ピーナッツ，甲殻類など） ③ 運動（単独のほか，食物と同時に行うと誘発の原因となりうる） ④ 昆虫や動物など 　蜂（スズメバチ，アシナガバチなどに刺された場合） 　動物（ハムスター，ウサギなどにかまれた場合） 　ムカデ 　マムシ 　海洋生物（クラゲ，イソギンチャク） ⑤ 減感作療法の抗原 ⑥ 天然ラテックスゴム ⑦ 歯科治療の材料（ホルムアルデヒドなど）

IgE 非依存性
① 薬剤［造影剤，オピオイド，筋弛緩薬，非ステロイド性抗炎症薬，バンコマイシン（急速に静脈注射すると red man 症候群を生じる）など］ ② 輸血，および血液製剤（免疫グロブリンの静注など） ③ 物理的刺激［運動，温度（寒冷・温熱）］ ④ 食中毒（ヒスタミン） ⑤ 全身性肥満細胞症（内因性ヒスタミン過剰産生による）

（文献2より一部引用改変）

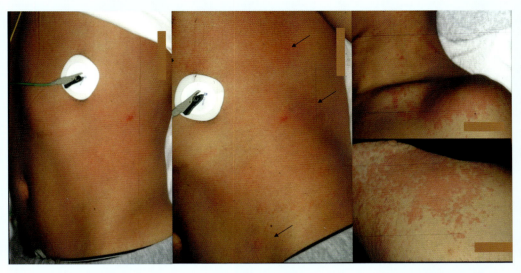

潮紅の急速な拡大　→　潮紅上に膨疹が出現　→　明らかな膨疹が多発

図1　アレルギー性の蕁麻疹の臨床写真（納豆による遅発性アナフィラキシー）
経口負荷試験によって納豆摂取後13時間後に誘発された全身性蕁麻疹。

（筆者提供）

　また，抗原によって交差反応を生じることがある。たとえば，花粉との交差反応を生じる植物性食品アレルギーを花粉-食物アレルギー症候群，天然ラテックスとの交差反応で生じるフルーツアレルギーをラテックス-フルーツ症候群，マダニ抗原（α-Gal）との交差反応で生じる獣肉アレルギー，刺胞動物刺傷（ポリガンマグルタミン酸感作）によると想定される納豆アレルギー，動物由来アルブミン感作で生じるpork-cat症候群，鳥由来アルブミンによるbird-egg症候群，動物抗原との交差反応で生じる精漿アレルギーなどがある。

2．診断・鑑別

　確定診断は，被疑品目に関するⅠ型アレルギー検査の陽性，かつ，負荷試験の陽性による。ただし，負荷試験はアナフィラキシーの誘発のリスクを伴うので，負荷試験によって得られる結果の有益性が，リスクを上回る場合にのみ実施する。

　鑑別として，特発性の急性蕁麻疹のほか，非アレルギー性の蕁麻疹，食物依存性運動誘発アナフィラキシーなどが挙げられる。また，食品や薬剤で症状が誘発された場合，主成分ではなく添加物が原因になることもある。魚介類摂取での症状誘発時はアニサキスなどの寄生虫アレルギーも鑑別が必要である。

　食物抗原による蕁麻疹に関する詳細な診療方法は，「厚生労働科学研究班による食物アレルギー診療の手引き」および「特殊型食物アレルギーの診療の手引き2015」を参照する[7,8]。

3. 検査

　詳細な問診に基づいて抗原を絞り込み，Ⅰ型アレルギー検査によって抗原を特定する。Ⅰ型アレルギー検査には，*in vitro* 検査である抗原特異的IgE抗体測定のほか，*ex vivo* 検査の好塩基球活性化試験，ヒスタミン遊離試験，*in vivo* 検査であるプリックテスト・スクラッチテストなどの皮膚テストなどがある（図2）。侵襲の少ない *in vitro* 検査や *ex vivo* 検査を行い，抗原をある程度推察したうえで，*in vivo* 検査である皮膚試験を実施するのが理想的である。いずれの検査も感度・特異度が抗原ごとに異なり，偽陰性や偽陽性になる恐れがある。したがって，2つ以上の検査を実施し，結果の再現性を確認するのが望ましい。なお，プリックテストのように微量の抗原曝露であっても，まれながら全身症状の誘発がみられることがある。そのため，重篤なアナフィラキシー（ショック）の既往者では，静脈路を確保し安全性に配慮する。また，診断のためにさらなる検査が必要な場合は，負荷試験を実施する。その場合，抗原負荷量は，エピソードで曝露された量よりも少ない初期量から始め，漸増していく。

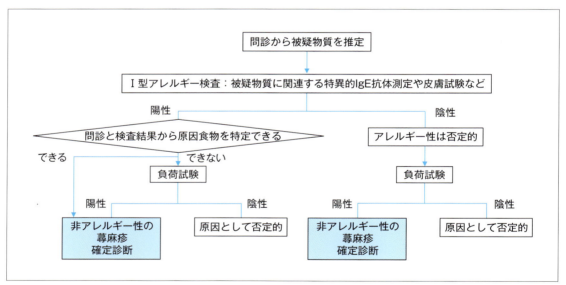

FDEIA：食物依存性運動誘発アナフィラキシー

図2　アレルギー性の蕁麻疹の診断フローチャート（私案）
　問診とⅠ型アレルギー検査で診断確定できない場合，負荷試験を行う。

（筆者提供）

| アンケート | どこで負荷試験を実施するか（1択，n=58） |

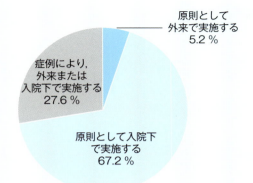

　アレルギー性の蕁麻疹の診断法である負荷試験では，アナフィラキシーを誘発するリスクがあり，施設ごとに実施するか否かの判断は任されている。これまで皮膚科医による負荷試験の実施状況に関する情報はほとんどなかったため，今回調査を行った。回答者118名の約半数にあたる，58名（49.2％）が「症例によっては実施する」と答え，残り50.8％は「原則実施しない」と回答した。

| アンケート | 負荷試験で初回の負荷量はどのように設定しているか（1択，n=58） |

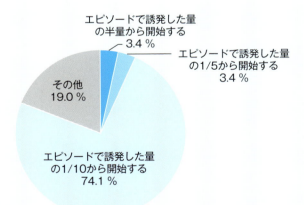

　アレルギー性の蕁麻疹の診断のために実施される負荷試験において，初回の負荷量は特に統一されていない。本アンケート調査で負荷試験を実施すると回答した医師58名に対して，初回の負荷量について尋ねたところ，回答者の43名（74.1％）は「エピソードで誘発した量の1/10から開始する」と答えた。エピソード誘発量の1/5と半量と回答した医師が2名ずつ（3.4％）いた。今後，各施設の負荷試験結果や誘発症状の重症度などを調査し，原則的な初期量が提案されると役立つであろう。

4. 治療

　治療として，第一に抗原曝露を避け，そのうえで重症度に即した薬物療法を行う。なお，症状出現時にアレルギー性と非アレルギー性を明確に区別することは難しいため，原因物質の種類の機序を問わず「アレルゲン等の侵入により，複数臓器に全身性にアレルギー症状が惹起され，生命に危機を与えうる過敏反応」をアナフィラキシーといい，さらに「アナフィラキシーに血圧低下や意識障害を伴う場合」を，アナフィラキシーショックという[9]。日本アレルギー学会が策定したアナフィラキシーガイドラインでは，アレルギーの重症度をグレード1〜3の3段階に分けており，最も重い臓器症状で

表2 アレルギー症状の重症度評価と対処法

		グレード1（軽症）	グレード2（中等症）	グレード3（重症）
皮膚・粘膜症状	赤み・蕁麻疹	部分的	全身性	←
	瘙痒	軽度（自制内）	強い瘙痒（自制外）	←
	口唇，眼瞼腫脹	部分的	顔全体の腫れ	←
消化器症状	口，喉の違和感	口，のどのかゆみ，違和感	咽頭痛	―
	腹痛	弱い腹痛（がまんできる）	強い腹痛（自制内）	持続する強い腹痛（自制外）
	嘔吐・下痢	嘔気・単回の嘔吐・下痢	複数回の嘔吐・下痢	繰り返す嘔吐・便失禁
呼吸器症状	咳嗽，鼻汁，鼻閉，くしゃみ	間欠的な咳嗽鼻汁，鼻閉，くしゃみ	断続的な咳嗽	持続的な咳き込み犬吠様咳嗽
	喘鳴，呼吸困難	―	聴診上の喘鳴，軽い息苦しさ	明らかな喘鳴，呼吸困難，チアノーゼ，呼吸停止，SpO2≦92％締め付けられる感覚。嗄声，嚥下困難
循環器症状	脈拍，血圧	―	頻脈（＋15回/分）血圧軽度低下*，蒼白	不整脈，血圧低下**，重度徐脈，心停止
神経症状	意識状態	元気がない	眠気，軽度頭痛，恐怖感	ぐったり，不穏，失禁，意識消失
治療	抗ヒスタミン薬	必要に応じて	○	○
	呼吸器症状に対する気管支拡張剤吸入	―	○	○
	ステロイド	―	必要に応じて	○
	アドレナリン	―	必要に応じて	○

※症状の重症度はいちばん重い臓器の症状を用いる。本表の記載はあくまでも重症度と治療の目安であり，治療は状況によって変わりうる。
*：血圧軽度低下：1歳未満＜80 mmHg，1〜10歳＜[80＋（2×年齢）] mmHg，11歳〜成人＜100 mmHg
**：血圧低下：1歳未満＜70 mmHg，1〜10歳＜[70＋（2×年齢）] mmHg，11歳〜成人＜90 mmHg

（文献10より一部引用改変）

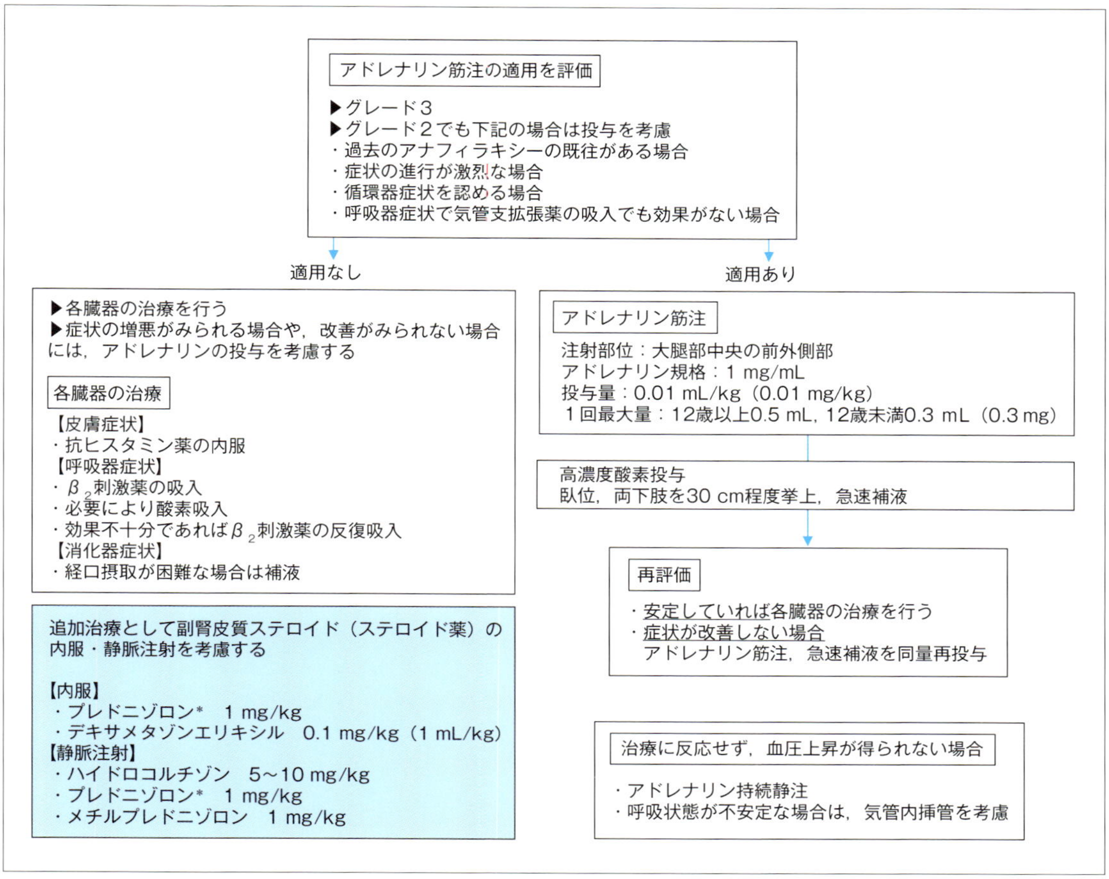

```
┌─────────────────────────────────────────────────────────────────────┐
│                    ┌──────────────────────────────────┐              │
│                    │ アドレナリン筋注の適用を評価      │              │
│                    │ ▶グレード3                        │              │
│                    │ ▶グレード2でも下記の場合は投与を考慮 │           │
│                    │ ・過去のアナフィラキシーの既往がある場合 │        │
│                    │ ・症状の進行が激烈な場合          │              │
│                    │ ・循環器症状を認める場合          │              │
│                    │ ・呼吸器症状で気管支拡張薬の吸入でも効果がない場合 │ │
│                    └──────────────────────────────────┘              │
│                       │適用なし              │適用あり               │
│                       ▼                      ▼                      │
│  ┌──────────────────────────┐    ┌──────────────────────────┐       │
│  │▶各臓器の治療を行う         │    │アドレナリン筋注           │       │
│  │▶症状の増悪がみられる場合や，│    │注射部位：大腿部中央の前外側部│      │
│  │改善がみられない場合には，  │    │アドレナリン規格：1 mg/mL   │       │
│  │アドレナリンの投与を考慮する│    │投与量：0.01 mL/kg（0.01 mg/kg）│   │
│  │【各臓器の治療】            │    │1回最大量：12歳以上0.5 mL，12歳未満0.3 mL（0.3 mg）│ │
│  │【皮膚症状】                │    └──────────────────────────┘       │
│  │・抗ヒスタミン薬の内服      │                 │                    │
│  │【呼吸器症状】              │    ┌──────────────────────────┐       │
│  │・β₂刺激薬の吸入            │    │高濃度酸素投与             │       │
│  │・必要により酸素吸入        │    │臥位，両下肢を30 cm程度挙上，急速補液│  │
│  │・効果不十分であればβ₂刺激薬の反復吸入│└──────────────────────────┘       │
│  │【消化器症状】              │                 │                    │
│  │・経口摂取が困難な場合は補液│                 ▼                    │
│  └──────────────────────────┘    ┌──────────────────────────┐       │
│  ┌──────────────────────────┐    │再評価                     │       │
│  │追加治療として副腎皮質ステロイド（ステロイド薬）の│・安定していれば各臓器の治療を行う│ │
│  │内服・静脈注射を考慮する    │    │・症状が改善しない場合      │       │
│  │【内服】                    │    │ アドレナリン筋注，急速補液を同量再投与│ │
│  │・プレドニゾロン*  1 mg/kg  │    └──────────────────────────┘       │
│  │・デキサメタゾンエリキシル 0.1 mg/kg（1 mL/kg）│                    │
│  │【静脈注射】                │    ┌──────────────────────────┐       │
│  │・ハイドロコルチゾン  5～10 mg/kg│治療に反応せず，血圧上昇が得られない場合│ │
│  │・プレドニゾロン*  1 mg/kg  │    │・アドレナリン持続静注      │       │
│  │・メチルプレドニゾロン  1 mg/kg│・呼吸状態が不安定な場合は，気管内挿管を考慮│ │
│  └──────────────────────────┘    └──────────────────────────┘       │
└─────────────────────────────────────────────────────────────────────┘
```

*：プレドニゾロンは最大限60 mg/dを超えない。

図3 アレルギー症状出現時の薬物療法
アナフィラキシーの重症度を適切に評価しアドレナリン筋注を投与する。

（文献7より引用改変）

重症度を決める（**表2**）[10]。「グレード3（重症）の症状を含む，複数臓器の症状がある場合」，または，「グレード2以上の症状が複数ある場合」にアナフィラキシーと診断する。なお，グレード1（軽症）の症状が複数あるのみでは，アナフィラキシーとは判断しない。

治療の目安として，自制内の皮膚症状や口，のどのかゆみ，違和感，弱い腹痛，嘔気・単回の嘔吐・下痢，間欠的な咳嗽，鼻汁，鼻閉，くしゃみなどの症状であれば，軽症と判断し抗ヒスタミン薬の投与を行う（**表2**，**図3**）[7,9,10]。呼吸器症状が顕著になり，断続的な咳嗽，喘鳴，軽い息苦しさなどがみられれば，酸素吸入や気管支拡張剤吸入を行う。皮膚や消化器，呼吸器症状のさらなる増悪，および血圧低下，不整脈などの循環器症状，意識障害，失禁などの神経症状の出現がみられれば，アドレナリン筋肉注射，ステロイド全身投与，補液療法を行う。ちなみに，アドレナリンの血中濃度は，筋注後10分で最高になり，40分程度で半減する[11]。したがって，アドレナリンの効果は短時間で消失するため，ショック症状が持続する場合は追加投与を検討する。なお，**表2**に示す重症度と対応する治療は，あくまでも目安であり，治療は状況によって柔軟に対応することが大切である。

5. 生活指導・見通し

　原因が特定できれば，その回避方法を指導する．食物など再曝露のリスクがある場合は，その対策を事前に協議する必要がある．特にアナフィラキシーの既往者では，① 緊急時の対応方法の説明，② 抗ヒスタミン薬，アドレナリン自己注射薬（エピペン®）の携帯の推奨，② 保育園・幼稚園・学校関係者と緊急時の対応の相談が必要になる[3]．保育所用[12]や幼稚園・学校用[13]生活管理指導表（アレルギー疾患用）は日本学校保健会のwebサイトよりそれぞれダウンロードして用いることができる．

　エピペン®は，アナフィラキシーの補助治療を目的とした自己注射薬であるため，使用後はただちに医療機関を受診するよう指導する．エピペン®の使用に関して，保育所および学校において緊急の場に居合わせた関係者が，エピペン®を使用できない状況にある本人の代わりに注射することは医師法違反とはならない［学校におけるアレルギー疾患の取り組みガイドライン（日本学校保健会），保育所におけるアレルギー対応ガイドライン（厚生労働省）平成25年11月27日 医政医発1127第1号 厚生労働省医政局医事課長通知］．アナフィラキシーショックで生命が危険な状態にある傷病者が，あらかじめエピペン®を処方されている場合においては，救命救急士は業務としてエピペン®を使用することができる．

文献
1) 秀道広，森桶聡，福永淳ほか（日本皮膚科学会蕁麻疹診療ガイドライン改定委員会）：日本皮膚科学会ガイドライン，蕁麻疹診療ガイドライン2018．日皮会誌 **128**：2503-2624, 2018
2) Lieberman P (ed)：Anaphylaxis. Immunol Allergy Clin North Am **27**：145-332, 2007
3) 猪又直子：アナフィラキシー．小児診療 **72**：1993-2003, 2009
4) 田中稔彦，亀好良一，秀道広：広島大学皮膚科外来での蕁麻疹の病型別患者数．アレルギー **55**：134-139, 2006
5) Champion RH：Urticaria：then and now. Br J Dermatol **119**：427-436, 1988
6) Nettis E, Pannofino A, D'Aprile C, et al：Clinical and aetiological aspects in urticaria and angio-oedema. Br J Dermatol **148**：501-506, 2003
7) 海老澤元宏，伊藤浩明，藤澤隆夫（監）：食物アレルギー診療ガイドライン2016．日本アレルギー学会，東京，2016
8) 森田栄伸，松永佳世子，秀道広ほか：特殊型食物アレルギーの診療の手引き2015．厚生労働省，2015（https://shimane-u-dermatology.jp/theme/shimane-u-ac_dermatology/pdf/special_allergies.pdf）．
9) 海老澤元宏，伊藤浩明，岡本美孝ほか：アナフィラキシー ガイドライン．日本アレルギー学会，東京，2014（https://anaphylaxis-guideline.jp/pdf/anaphylaxis_ guideline. PDF）．
10) 柳田紀之，宿谷明紀，佐藤さくらほか：携帯用患者家族向けアレルギー症状の重症度評価と対応マニュアルの作成および評価．日小児アレルギー会誌 **28**：201-210, 2014
11) Simons FE, Roberts JR, Gu X, et al：Epinephrine absorption in children with a history of anaphylaxis. J Allergy Clin Immunol **101**：33-37, 1998
12) 厚生労働省：保育所におけるアレルギー疾患生活管理指導表（気管支喘息・アトピー性皮膚炎・アレルギー性結膜炎）（https://www.mhlw.go.jp/bunya/kodomo/pdf/hoiku03_005.pdf）．
13) 日本学校保健会：学校生活管理指導表（アレルギー疾患用）（https://www.gakkohoken.jp/book/bo0002.html）．

2 食物依存性運動誘発アナフィラキシー（FDEIA）

猪又　直子
横浜市立大学大学院医学研究科環境免疫病態皮膚科学 准教授

1. 概念・特徴

　特定の食物を摂取したあと，2〜3時間以内（長い場合4〜6時間）に運動負荷が加わることにより生じるアナフィラキシー反応で，皮膚症状を伴うことが多い[1,2]。本症は即時型食物アレルギーの特殊型であり，運動は食物アレルギーの反応を増強する二次的要因として作用する。運動以外の二次的要因として，非ステロイド性抗炎症薬（non-steroidal anti-inflammatory drugs：NSAIDs）の内服，感冒，睡眠不足や疲労などのストレス，月経前状態，NSAIDs摂取，アルコール摂取が関与するケースもある[3〜5]。好発年齢は，わが国の報告例167例の集計によると，二峰性をとり，10歳代に大きなピーク，30歳代に小さなピークがあると報告されている[6,7]。原因食物は，小麦が約60％と圧倒的に多く，次いでエビ（18％），イカ（5％），カニ，ブドウ，ナッツ，ソバ，魚など多彩である[6]。

　また，2010年より，加水分解小麦含有石鹸の使用に伴い小麦による食物依存性運動誘発アナフィラキシー（food-dependent exercise-induced anaphylaxis：FDEIA）の患者が急増したが，本症は従来の小麦によるFDEIAと異なる特徴を有する点に注意が必要である。顔面，特に眼瞼浮腫の誘発頻度が高く，該当製品の使用中止により，過敏性は軽減する傾向が示されている[1,8]。

2. 診断・鑑別

　診断は，① 病歴上，被疑食品摂取の原則2〜3時間以内に運動やNSAIDsなどの二次的要因が加わった際に，Ⅰ型アレルギー症状が誘発された経験があること，② 被疑食品のⅠ型アレルギー検査陽性（特異的IgE抗体測定，プリックテスト，好塩基球活性化試験，ヒスタミン遊離試験など），③ 負荷試験の陽性のうち，3つすべてを満たせば確定診断される（図1）。負荷試験の実施が難しい場合は，①と②をもって暫定的な診断を行い，治療や指導を行う。

　鑑別疾患として，特発性のアナフィラキシー，コリン性蕁麻疹，アスピリン蕁麻疹やNSAIDsのⅠ型アレルギーなどがある。

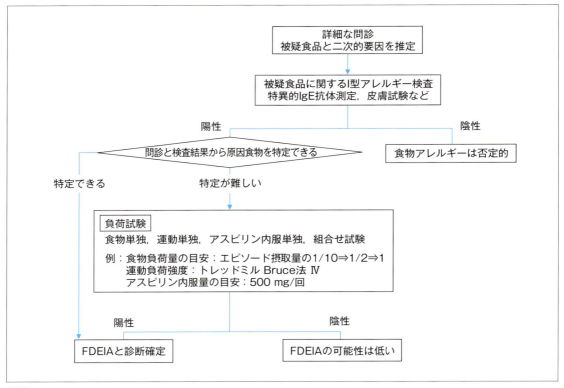

図1 食物依存性運動誘発アナフィラキシーの診断手順
問診とⅠ型アレルギー検査で診断確定できない場合，負荷試験を行う。

（筆者作成）

3. 検査

　FDEIAにかかわるアレルゲンコンポーネントの同定は，小麦ω-5グリアジンなど限られている。したがって，抗原特異的IgE測定やプリックテストの感度，特異度などが不明な食品も多く，これらⅠ型アレルギー検査の陽性のみでは，偽陽性や偽陰性か判断できないケースもある。したがって，負荷試験の結果をもって確定診断することが望ましい（**図2**）。

　しかしながら，もう1つの課題として，負荷試験方法が統一されていない現状がある。負荷試験にあたり優先すべき点は，必要最小限の負荷で診断することであり，必要以上に過度の負荷をかけ重篤なアナフィラキシーの誘発を避けなければならない。

　FDEIAの負荷試験は，食品，運動の単独負荷試験ののち，両者の組合せ試験を実施する[2]。食品と運動の組合せ試験の再現性が必ずしも十分ではないので，最近は誘発率の向上を目的に，病歴でのNSAIDsの関与の有無にかかわらず，アスピリン内服の組合せ試験を実施することがある[9]。筆者の施設で実施している方法を例に挙げると，① 食品摂取単独，② 運動負荷（例：トレッドミル Bruce法 Ⅳ）③ アスピリン 500 mg 内服，④ 食品摂取後 0.5〜1時間後に運動負荷，⑤ アスピリン内服後 0.5〜1時間後に食品摂取，⑥ アスピリン内服後 0.5〜1時間後に食品摂取，さらに 0.5〜1時間後に運動負荷

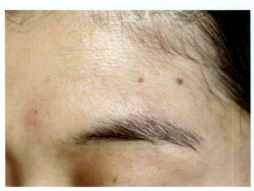
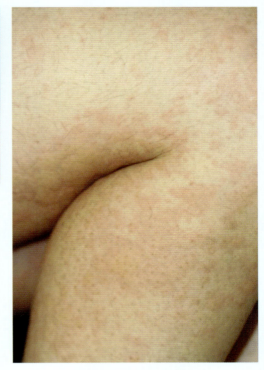

図2 小麦による食物依存性運動誘発アナフィラキシー
小麦摂取1時間後の運動負荷にて，全身に多数の膨疹が誘発された。

(筆者提供)

のように，負荷を漸増していく[10]。食品の負荷量は，エピソードを参考に設定する。たとえば，エピソードで摂取した量の1/10から開始し，1/2，1と段階的に漸増する。

　FDEIAでは，負荷試験の再現性が低いため，I型アレルギー検査陽性にもかかわらず，負荷試験が陰性になった場合，負荷が不十分であった可能性がある。実際，外来で経過観察中に再発がみられた報告例もあり，負荷試験が陰性でも，一定期間の経過観察を行い慎重に判断することが大切である[11]。

　なお，負荷試験はアナフィラキシーの誘発リスクを伴うので，静脈路の確保，救急カートを準備し，必要があれば麻酔科や救急科の応援要請などを事前に検討して安全性に十分配慮する必要がある。

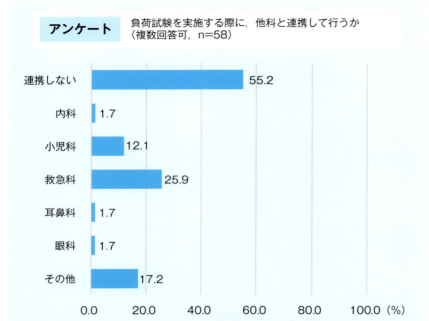

負荷試験は，アナフィラキシーを誘発するリスクを伴うため，安全確保を第一に考える必要がある。施設によっては，そのために他科と連携していることがある。本アンケート調査では，他科との連携状況について調査した。負荷試験を実施すると回答した医師58名のうち，32名（55.2％）は特に連携しないと回答した。連携する場合，最もその頻度が高いのは，救急科15名（25.9％），次いで小児科7名（12.1％），内科，耳鼻科，眼科が1名ずつ（1.7％）であった。皮膚科医は，リスクを負いながらも，自科単独で負荷試験を実施する医師が比較的多くいることがわかった。

4. 治療

FDEIAでは，アレルギー性の蕁麻疹に準じて治療を行う（Ⅲ-1参照）。

5. 生活指導・見通し

　治療は，原因食品摂取から最低2時間内（可能ならば4時間），運動や解熱鎮痛薬の服用は控える[5]。ただし，感冒や疲労時には，激しい運動や薬剤服用と関係なく発症することもあるので，体調不良時の原因食物の摂取は注意が必要である。なお，原因食品を摂らなければ運動や解熱鎮痛薬の服用を制限する必要はない。症状出現時には，慌てずに涼しい場所で安静を保ち，軽症ならば抗ヒスタミン薬を内服し，アナフィラキシーに進展する恐れがある場合は救急受診するように説明する（アナフィラキシーの治療は，別項参照）。短時間に重篤なアナフィラキシーに進展する危険性が高い疾患なので，プレホスピタルケアとしてアドレナリン注射薬の携帯を勧める。

　本症は基本的には食物によるⅠ型アレルギーである。発症初期にはFDEIAの臨床像をとっても，増悪し，二次的要因の有無にかかわらず食品摂取単独で誘発されるようになることもある。軽症のFDEIAであれば，原

> **メモ**
> ジベレリン制御蛋白（gibberellin-regulated protein：GRP）は，2013年に初めて，食物アレルゲンとして同定された蛋白で，これまでにモモPru p 7や梅Pru m 7，オレンジCit s 7の3種がアレルゲンとして登録されている。GRPは，熱や消化に安定であることから，感作経路は消化管粘膜と推定され，蕁麻疹・アナフィラキシーや食物依存性運動誘発アナフィラキシー（food-dependent exercise-induced anaphylaxis：FDEIA）の臨床型をとりやすく，顔面，

因食物摂取後の二次的要因を避けるだけの生活指導でよいが，重症のFDEIAでは，完全除去が望ましい。そのため，本症を早期診断し，患者QOLを低下させないように指導することが大切である。

また，外食が多いなど，誤食のリスクが高い場合に，症状出現の予防目的に抗ヒスタミン薬を使用することがある[10]。なお，予防的な抗ヒスタミン薬内服を常用的に実施することの有益性は十分に立証されておらず，今後さらなる検討が必要である。

予後について，加水分解小麦含有石鹸の使用に伴い経皮感作で発症した小麦によるFDEIAでは，過敏性は年単位で軽減する傾向が示されている[8]。一方，経消化管感作によるFDEIAについては，自然寛解は難しいと考えられている[12]。

特に眼瞼の浮腫や喉頭閉塞感の発現頻度が高い[*]。GRPは，果物のFDEIAに関与する可能性が示唆され注目されている。

[*]: Inomata N, Miyakawa M, Aihara M, et al: High prevalence of sensitization to gibberellin-regulated protein (peamaclein) in fruit allergies with negative immunoglobulin E reactivity to Bet v 1 homologs and profilin: Clinical pattern, causative fruits and cofactor effect of gibberellin-regulated protein allergy. J Dermatol 44: 735-741, 2017

文献

1) 秀道広，森桶聡，福永淳ほか（日本皮膚科学会蕁麻疹診療ガイドライン改定委員会）：日本皮膚科学会ガイドライン，蕁麻疹診療ガイドライン2018. 日皮会誌 128：2503-2624, 2018
2) 猪又直子：アナフィラキシー. p609-617, 748p, 総合アレルギー学 改訂2版, 南山堂, 東京, 2010
3) Harada S, Horikawa T, Ashida M, et al: Aspirin enhances the induction of type I allergic symptoms when combined with food and exercise in patients with food-dependent exercise-induced anaphylaxis. Br J Dermatol 145: 336-339, 2001
4) Aihara M, Miyazawa M, Osuna H, et al: Food-dependent exercise-induced anaphylaxis: influence of concurrent aspirin administration on skin testing and provocation. Br J Dermatol 146: 466-472, 2002
5) 海老澤元宏，柳田紀之，佐藤さくらほか：AMED研究班による食物アレルギーの診療の手引き2017. 28p, 食物アレルギー研究会, 相模原, 2018（https://www.foodallergy.jp/wp-content/themes/foodallergy/pdf/manual2017.pdf）.
6) Morita E, Kunie K, Matsuo H: Food-dependent exercise-induced anaphylaxis. J Dermatol Sci 47: 109-117, 2007
7) 相原雄幸：食物依存性運動誘発アナフィラキシー. アレルギー 56：451-456, 2007
8) Yagami A, Aihara M, Ikezawa Z, et al: Outbreak of immediate-type hydrolyzed wheat protein allergy due to a facial soap in Japan. J Allergy Clin Immunol 140: 879-881.e7, 2017
9) 森田栄伸，松永佳世子，秀道広ほか：特殊型食物アレルギーの診療の手引き2015. 厚生労働省, 2015（https://shimane-u-dermatology.jp/theme/shimane-u-ac_dermatology/pdf/special_allergies.pdf）.
10) 猪又直子，中村和子，山根裕美子ほか：小麦I型アレルギーに及ぼすNonsteroidal Anti-Inflammatory Drugsや抗アレルギー薬の効果. アレルギー 55：1304-1311, 2006
11) 森本謙一，真田聖子，原武ほか：症状の誘発が困難であった食物依存性運動誘発アナフィラキシーの2例. アレルギー 55：1433-1436, 2006
12) 海老澤元宏，伊藤浩明，藤澤隆夫（監）：食物アレルギー診療ガイドライン2016. 日本アレルギー学会, 東京, 2016

3 非アレルギー性の蕁麻疹

中原　剛士
九州大学大学院医学研究院皮膚科体表感知学講座 准教授

1. 概念・特徴

　原因物質への曝露によりアレルギー機序を介さずに発症する蕁麻疹である。蕁麻疹の病型分類において，刺激誘発型の蕁麻疹に分類される[1]。臨床症状および原因物質への曝露により蕁麻疹を生じる点では外来抗原によるアレルギー性の蕁麻疹と同様であるが，アレルギー機序を介さずに発症するため，プリックテスト・スクラッチテストなどの患者皮膚を用いたテストや $in\ vitro$ で抗原特異的に結合する血清IgEを測定する検査では原因物質を同定することはできない。造影剤の静脈注射や食物（サバ，タケノコなど）の摂取により生じるものがあり，頻度は全蕁麻疹の1.2 %と報告されている[2]。また，アレルギー性の蕁麻疹と異なり，原因と思われる因子の症状誘発性は必ずしも一定しないという特徴がある。すなわち，1回目の造影検査で蕁麻疹が出現したが，必ずしも2回目では蕁麻疹が出現しなかった症例や，以前蕁麻疹を引き起こした同じ食品摂取でも，その保存状態などにより蕁麻疹が出現しない場合もありうる。

2. 診断・鑑別

① 造影剤による非アレルギー性の蕁麻疹

　造影剤で蕁麻疹が生じるのはよく知られているが，なかでも非イオン性ヨード造影剤による蕁麻疹の報告例が多い。多くは造影検査中や終了直後に始まり，無治療で軽快することも多い。このような臨床経過から，診断は比較的容易である。造影剤による蕁麻疹の多くは非アレルギー性であり，造影剤の高浸透圧性や非親水性，化学毒性による中毒反応などにより生じると考えられている[3]。

② 食物による非アレルギー性の蕁麻疹

　ヒスタミンやヒスタミン類似物質含有食品を摂取して生じる。サバなどの青魚は魚肉内にヒスチジンを含み，室温での長時間放置によりヒスタミンが生成される。タケノコもヒスタミンを含むことが知られている。そのほか，食品添加物（防腐剤・保存料・着色料）により生じる蕁麻疹もある。

> **メモ**
> 造影剤による非アレルギー性の蕁麻疹に対するステロイドの予防的な内服の明確なエビデンスはない。

3. 検査

アレルギー機序を介しておらず，一般的に有用な検査はない。必要に応じて負荷試験を行う。ただし，アレルギー性の蕁麻疹と鑑別を有する場合，アレルギー性の蕁麻疹の除外が必要な場合には，必要に応じて被疑抗原に対する皮膚テスト（プリックテスト，スクラッチテスト，皮内テスト），血清特異的IgEの検出を行う。

4. 治療（図）

造影剤やなんらかの食品など，直接的な誘因が明らかになっている場合は，アレルギー性の蕁麻疹に準じ，誘因への曝露をできるだけ回避する。食物はできるだけ新鮮なものを摂取する。誘因が明らかになる前に，あるいは誘因特定後に誘因に曝露し不可抗力的に症状が誘発された場合には，その対処を行う。抗ヒスタミン薬を含む治療薬の有効性に関するエビデンスはないが，症状出現時の抗ヒスタミン薬頓服をまずは試みる。それでも症状が改善

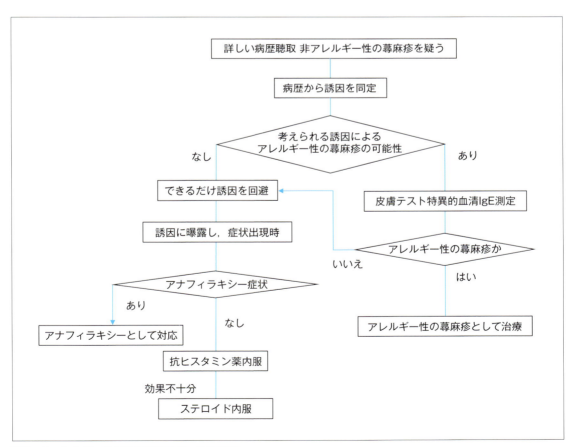

図　非アレルギー性の蕁麻疹の診療・治療手順

（筆者作成）

しない重症例においては，副腎皮質ステロイドの全身投与を考慮する。さらに，アナフィラキシー症状がみられる場合には，緊急の対応を行う。

また，イオン性造影剤でアナフィラキシーを呈した既往のある患者に2回目のイオン性造影剤を投与する際に少量からの増量する形式で寛容を誘導できたことを示した症例報告があるが[4]，一般的には寛容誘導に関するエビデンスは乏しい。

5. 生活指導・見通し

アレルギー性の蕁麻疹と異なり，原因と思われる因子の症状誘発性は必ずしも一定しないので，原因物質の同定と回避のしかたは，個々の症例の背景を考慮した柔軟な対応が必要である。すなわち，誘因への曝露をできるだけ回避するよう指導を行うが，誘因による症状の出現頻度や症状の重篤度を考慮して指導を行う。現時点では，これらの過敏性を積極的に解消する方法はない。

文献
1) 秀道広, 森桶聡, 福永淳ほか（日本皮膚科学会蕁麻疹診療ガイドライン改定委員会）：日本皮膚科学会ガイドライン, 蕁麻疹診療ガイドライン2018. 日皮会誌 **128**：2503-2624, 2018
2) 田中稔彦, 亀良好一, 秀道広：広島大学皮膚科外来での蕁麻疹病型別患者数. アレルギー **55**：134-139, 2006
3) 池澤善郎：原因薬からみた薬疹の特徴. Derma. **10**：41-62, 1998
4) Agardh CD, Arner B, Ekholm S, et al：Desensitisation as a means of preventing untoward reactions to ionic contrast media. Acta Radiol Diagn (Stockh) **24**：235-239, 1983

4 アスピリン蕁麻疹（不耐症による蕁麻疹）

猪又　直子
横浜市立大学大学院医学研究科環境免疫病態皮膚科学 准教授

1. 概念・特徴

　アスピリン蕁麻疹とは，アスピリンを始めとする非ステロイド性抗炎症薬（non-steroidal anti-inflammatory drugs：NSAIDs）の内服，注射または外用などにより誘発される蕁麻疹のうち，シクロオキシゲナーゼ（cycloxygenase：COX）-1 阻害という薬理学的作用に起因して生じるものを指す[1]。別名，NSAIDs 不耐症ともよばれる。蕁麻疹，血管性浮腫，ないし，両者が同時誘発される場合がある（図1）。本症は薬理学的機序で発症するため，必ずしも構造の類似しない複数の NSAIDs で誘発されることが多く，人工食品

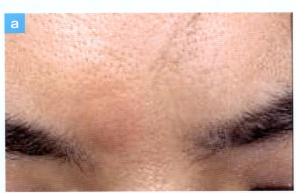
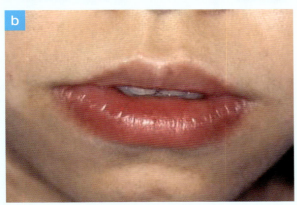

図1　イブプロフェン内服試験
　前額の膨疹（a），口唇の血管性浮腫（b）。イブプロフェンのプリックテスト陰性，内服試験陽性より，NSAIDs不耐症と診断した。

（筆者提供）

着色料，防腐剤などの化学物質に対しても過敏性を示すことがある[1]。原因物質に曝露後，膨疹が現れるまでの時間は数分〜数時間の幅がある。また，これらの物質は単独で蕁麻疹を誘発するだけではなく，慢性蕁麻疹の増悪因子として作用することもある[2〜5]。同様の機序で起こる喘息をアスピリン喘息とよぶが，アスピリン蕁麻疹に合併することは比較的少ない[6,7]。なお，NSAIDs によって生じる蕁麻疹では，I 型アレルギーによるものもあるが，アスピリン蕁麻疹より発症頻度は低く，原因薬は 1 種であることが多い[6]。

2. 診断・鑑別

　本症の診断については，病歴から原因薬を推定し，負荷試験で確定診断する。残念ながら，本症に特異的な皮疹はなく，診断に有用な *in vitro* 検査法も確立していない。

　問診上の注意点として，NSAIDs の使用歴や症状について詳細に聴取する。感冒時，および頭痛や生理痛などの疼痛時に，臨時に使用した薬剤が原因になることが多い。また，背景因子として，慢性蕁麻疹，喘息や鼻炎，鼻茸の既往，化学物質［タートラジン（黄色 4 号），安息香酸ナトリウム，パラベン類など］による過敏症状の既往の有無を尋ねる。

　鑑別疾患として，① NSAIDs によるアレルギー性の蕁麻疹や，② 食物依存性運動誘発アナフィラキシー（food-dependent exercise-induced anaphylaxis：FDEIA）が挙げられる。① NSAIDs の I 型アレルギーは，原則，初回投与で生じないこと，原因薬が 1 種であることが多いことなどが参考になる。また，② FDEIA では，運動以外に NSAIDs が二次的要因として関与することがあるため，NSAIDs 曝露前後に食事をしている場合は食物に関するアレルギー検査も併せて行う[8,9]。

3. 検査

　アスピリン蕁麻疹では，まず，被疑薬を用いて皮膚試験を実施する。アスピリン蕁麻疹では皮膚試験が陰性になることが予想されるが，I 型アレルギーを鑑別に有用である[1,10]。皮膚試験の具体的な方法は，薬剤を粉末にし，生理食塩水で至適濃度に溶解ないし懸濁して，プリックテストやスクラッチテストなどを行う。

　皮膚試験が陰性になった場合，薬剤の剤形に合わせて負荷試験を行う。負荷試験は，アナフィラキシーのリスクがあるため，原則，入院管理下で実施する。投薬量は誘発された量よりも低用量から開始し，常用量まで漸増していく。負荷の間隔は，基本的には 1〜3 時間以上とする[10]。ただし，症例によっては NSAIDs 内服後 5〜6 時間後に症状が出現することもあり，個々の症例のエピソードに考慮しながら，観察時間を決めることが大切である[5,10,11]。

アンケート　内服試験で初回の内服量はどのように設定しているか（1択, n=33）

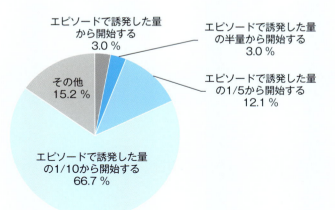

アスピリン蕁麻疹（NSAIDs不耐症）の診断には，原則，内服試験が必要である。しかし，内服試験の具体的な方法は統一されていない。今回，内服試験における初回の負荷量についてアンケート調査を行った。アンケート調査に回答した118名のうち，アスピリン蕁麻疹（NSAIDs不耐症）の検査として内服試験を実施すると答えたのは33名（28％）であった。初回の内服量は，エピソードで誘発した内服量の1/10から開始すると答えた医師が22名（66.7％）と最も多く，次いで1/5が4名（12.1％），半量や同量が1名ずつ（3％）であった。この結果から，初回の内服量を1/10〜1/5とした場合，比較的安全に実施できているものと推察される。

アンケート　原因薬の特定のほかに，内服可能な薬の検索を目的とした内服試験を行うか（1択, n=33）

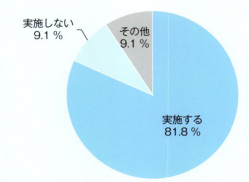

アスピリン蕁麻疹（NSAIDs不耐症）は，構造の類似しない，複数のNSAIDsに過敏性を示すことが多く，原因薬が特定のみならず，代替薬を提案するために，内服可能な薬剤についても負荷試験を実施する施設がある。本アンケート調査では，内服試験を実施すると回答した医師33名（82％）のうちのその大半は，代替薬をみつけるための内服試験を実施すると回答した。

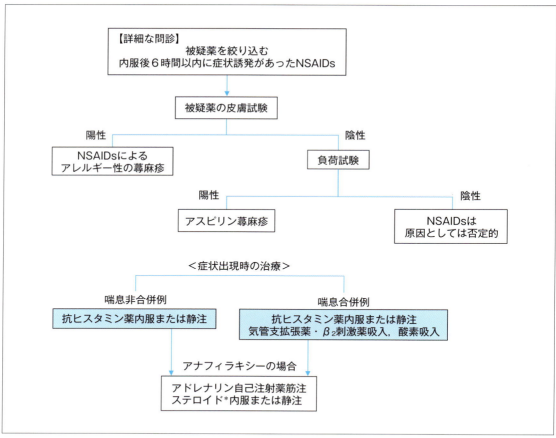

＊：コハク酸エステル型ステロイド（ソル・コーテフ®，サクシゾン®，ソル・メドロール® など）にも過敏性を示すことがあるので，リン酸エステル型ステロイド（リンデロン®，デカドロン® など）を選択することが望ましい．

図2 アスピリン蕁麻疹の診断・治療
皮膚試験陰性や，NSAIDs内服から誘発までの時間が数時間を要する例があることなど，I型アレルギーとの相違点を理解し診断する．

（筆者作成）

4. 治療（図2）

　NSAIDs投与により症状が誘発された場合，軽症例では抗ヒスタミン薬を投与する．全身性に症状が進展する際は，静脈路を確保し，全身ステロイド投与を行う．急速な進行例では，アドレナリン筋肉内または皮下注射［ボスミン®注（0.1 w/v%）を0.1〜0.3 mL］を併用する．ステロイドの注射薬を投与する場合，本症では，コハク酸エステル型ステロイド（ソル・コーテフ®，サクシゾン®，ソル・メドロール® など）にも過敏性を示すことがあるので，リン酸エステル型ステロイド（リンデロン®，デカドロン® など）を選択することが望ましい[4,10]．やむをえず，コハク酸エステル型を投与する場合は，慎重にゆっくりと投与するとともに，症状の悪化がないか注意深く観察する．

　診断後は，原因薬を避けるように指導する．原因薬の誤使用に備え，軽症例では抗ヒスタミン薬を，アナフィラキシー誘発のリスクが高い症例ではアドレナリン自己注射薬やステロイド内服薬を携帯させる．

5. 生活指導・見通し

　診断後は，原因薬を避けるが構造の類似しない NSAIDs でも症状誘発のリスクを伝える。代替薬として，アセトアミノフェン，塩基性 NSAIDs の塩酸チアラミド，COX-2 選択的阻害薬 coxibs（セレコキシブなど）などが比較的安全に使用できる可能性がある[10]。ただし，COX 阻害がない薬剤や COX-2 選択性の高い薬剤であっても症例によっては誘発されることがあるため，個々の症例にあった代替薬を探すための負荷試験が必要になる。

　患者指導として，再発予防のために，診断名，および原因薬，内服可能な薬剤を記入した薬剤アレルギーカード携帯を励行する。負荷試験で誘発の有無を確認していない NSAIDs は，初めて使用するものであっても症状誘発のリスクがあること，また，内服薬以外の剤型（外用薬，湿布薬，座薬など）でも誘発されうることを説明する。

文献

1) 秀道広, 森桶聡, 福永淳ほか（日本皮膚科学会蕁麻疹診療ガイドライン改定委員会）：日本皮膚科学会ガイドライン, 蕁麻疹診療ガイドライン 2018. 日皮会誌 **128**：2503-2624, 2018
2) Settipane RA, Constantine HP, Settipane GA：Aspirin intolerance and recurrent urticaria in normal adults and children. Epidemiology and review. Allergy **35**：149-154, 1980
3) Stevenson DD, Simon RA：In：Allergy：principles and practice. p1225-1234, 5. Middleton E, Reed CE, Ellis EF, et al, eds. St Louis：CV Mosby；Sensitivity to aspirin and nonsteroidal anti-inflammatory drugs, 1998
4) 猪又直子：蕁麻疹の診断と治療. 日皮会誌 **118**：2283-2395, 2008
5) Asero R：Clinical management of adult patients with a history of nonsteroidal anti-inflammatory drug-induced urticaria/angioedema：update. Allergy Asthma Clin Immunol **3**：24-30, 2007
6) Stevenson DD, Sanchez-Borges M, Szczeklik A：Classification of allergic and pseudoallergic reactions to drugs that inhibit cyclooxygenase enzymes. Ann Allergy Asthma Immunol **87**：177-180, 2001
7) 谷口正美, 榊原博樹：アスピリン（NSAIDs）不耐症 の診断とその問題点. アレルギー免疫 **14**：14-22, 2007
8) Harada S, Horikawa T, Ashida M, et al：Aspirin enhances the induction of type I allergic symptoms when combined with food and exercise in patients with food-dependent exercise-induced anaphylaxis. J Dermatol **145**：336-339, 2001
9) Matsuo H, Morimoto K, Akaki T, et al：Exercise and aspirin increase levels of circulating gliadin peptides in patients with wheat-dependent exercise-induced anaphylaxis. Clin Exp Allergy **35**：461-466, 2005
10) 猪又直子：アスピリン不耐症に伴う蕁麻疹の原因・症状・治療. p204-210, 372p, 皮膚科臨床アセット［16：蕁麻疹・血管性浮腫 パーフェクトマスター（秀道広 編）］, 中山書店, 東京, 2013
11) Inomata N, Osuna H, Yamaguchi J, et al：Safety of selective cyclooxygenase-2 inhibitors and a basic non-steroidal anti-inflammatory drug (NSAID) in Japanese patients with NSAID-induced urticaria and/or angioedema：Comparison of meloxicam, etodolac and tiaramide. J Dermatol **34**：172-177, 2007

5 物理性蕁麻疹
a) 機械性蕁麻疹

中原　剛士
九州大学大学院医学研究院皮膚科体表感知学講座 准教授

1. 概念・特徴

　皮膚表面の機械的刺激により生じる蕁麻疹である。蕁麻疹の病型分類において，刺激誘発型の蕁麻疹のなかの物理性蕁麻疹に分類される[1]。機械的擦過などより生じるため，線状の膨疹を呈することが多いが（），かゆみによる搔破のため，広範囲に境界明瞭な膨疹・紅斑を形成することもある。個々の膨疹は1時間以内に消失することが多い。全蕁麻疹における頻度は7.3％とされ[2]，若年者にやや頻度が多く，慢性蕁麻疹や他の物理性蕁麻疹に合併する症例も多い。人工蕁麻疹や皮膚描記症ともよばれる。膨疹部でヒスタミンが検出されることから[3]，ヒスタミンが膨疹形成のメディエーターと考えられるが，詳細な機序は明らかではない。患者血清の健常人皮膚への皮内注射により，注射部位の機械的刺激による膨疹を再現できることから，IgEの発症への関与も考えられている[4]。

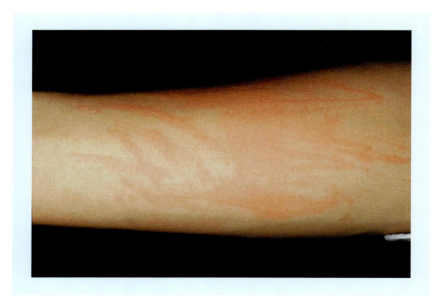

図1　機械性蕁麻疹の臨床
　搔破に一致して，線状の膨疹が形成されている。

（筆者提供）

2. 診断・鑑別

　機械的刺激により膨疹が誘発されることを病歴から聴取すれば，診断は比較的容易である．膨疹は機械的刺激後 5 〜 10 分程度で誘発され，30 分以上して誘発される遅延性圧蕁麻疹とは区別される．また，他の病型の蕁麻疹の合併も確認する必要がある．

3. 検査

　ペン軸などで前腕屈側皮膚を擦過し，10 分後にかゆみを伴う膨疹の誘発を確認できれば陽性と判定し，診断が確定できる（皮膚描記法）．かゆみを伴わない膨疹は生理的反応であり，陽性とならない点には注意が必要である．膨疹を誘発しうる外力の閾値の測定には，FricTest®という器具を用いて測定できる[5]．

4. 治療（図2）

　機械的刺激をできるだけ避けることが基本になるが，現実的には難しい場合も多い．軽症例で，患者 QOL（quality of life）への影響がなければ特に治療は必要としないが，日常生活への影響がある場合には治療を行う．抗ヒスタミン薬内服はある程度の効果を期待できるため，まずは非鎮静性の第二世代抗ヒスタミン薬を投与する．効果が不十分な場合には適宜増量や他剤への変更を考慮する．H_2 受容体拮抗薬の併用については，瘙痒スコアに変化は認めなかったが膨疹面積の減少を認めたエビデンスの高い報告があり[6]，試してみてもよい治療と思われる．さらに抗ヒスタミン薬の効果が不十分な症例において，オマリズマブの有効性が無作為化プラセボ対照試験にて示されており[7]，効果は期待できるが，適応外であるため投与には十分な検討が必要である．そのほか，抗ヒスタミン薬抵抗性皮膚描記性蕁麻疹に対してシクロスポリン内服の効果があったという報告もあるが[8]，エビデンスは低いものであり，適応については慎重に検討する必要がある．

5. 生活指導・見通し

　耐性誘導については，一般的に機械的刺激による耐性の誘導は期待できない．抗ヒスタミン薬などの薬物治療において，一部の症例は寛解が期待できるが，多くは半年から数十年にわたり症状が持続し，平均罹病期間は 6.5 年とされている[9]．

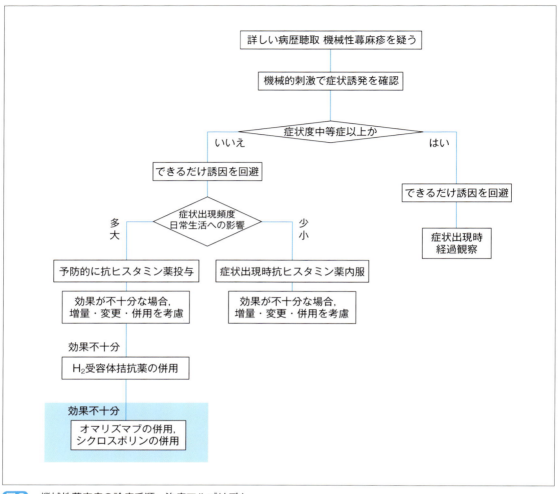

図2 機械性蕁麻疹の診療手順・治療アルゴリズム

(筆者作成)

文献

1) 秀道広, 森桶聡, 福永淳ほか (日本皮膚科学会蕁麻疹診療ガイドライン改定委員会):日本皮膚科学会ガイドライン, 蕁麻疹診療ガイドライン 2018. 日皮会誌 **128**:2503-2624, 2018
2) 田中稔彦, 亀良好一, 秀道広:広島大学皮膚科外来での蕁麻疹病型別患者数. アレルギー **55**:134-139, 2006
3) Greaves MW, Sondergaard J:Urticaria pigmentosa and factitious urticaria. Direct evidence for release of histamine and other smooth muscle-contracting agents in dermographic skin. Arch Dermatol **101**:418-425, 1970
4) Maurer M, Metz M, Brehler R, et al:Omalizumab treatment in patients with chronic inducible urticaria:A systematic review of published evidence. J Allergy Clin Immunol **141**:638-649, 2018
5) Schoepke N, Abajian M, Church MK, et al:Validation of a simplified provocation instrument for diagnosis and threshold testing of symptomatic dermographism. Clin Exp Dermatol **40**:399-403, 2015
6) Sharpe GR, Shuster S:In dermographic urticaria H2 receptor antagonists have a small but therapeutically irrelevant additional effect compared with H1antagonists alone. Br J Dermatol **129**:575-579, 1993
7) Maurer M, Metz M, Brehler R, et al:Omalizumab treatment in patients with chronic inducible urticaria:A systematic review of published evidence. J Allergy Clin Immunol **141**:638-649, 2018
8) Toda S, Takahagi S, Mihara S, et al:Six cases of antihistamine-resistant dermographic urticaria treated with oral ciclosporin. Allergol Int **60**:547-550, 2011
9) Henz BM:physical urticarial. p55-89, Urticaria (Henz BM, Zuberbier T, Grabbe J, et al, eds), Springer-Verlag, Berlin, 1998

5 物理性蕁麻疹
b) 寒冷蕁麻疹

中原　剛士
九州大学大学院医学研究院皮膚科体表感知学講座 准教授

1. 概念・特徴

　冷風や冷水などの寒冷曝露により生じる蕁麻疹である[1]。蕁麻疹の病型分類において，刺激誘発型の蕁麻疹のなかの物理性蕁麻疹に分類され，全蕁麻疹の2.3％とされる[2]。局所性寒冷蕁麻疹と全身性寒冷蕁麻疹があり，局所性寒冷蕁麻疹が95％以上を占める。局所性寒冷蕁麻疹は，皮膚局所が冷却されたときにその部位に一致して生じる蕁麻疹であるのに対して，全身性寒冷蕁麻疹は全身が冷却されたときに，全身皮膚にコリン性蕁麻疹に似た小型点状の紅斑と膨疹を生じる。さらに，局所性蕁麻疹はクリオグロブリン血症に伴って生じることがあり，全身性寒冷蕁麻疹には遺伝性のものがある（家族性寒冷誘発自己炎症性症候群；familial cold autoinflammatory syndrome：FCAS）。

2. 診断・鑑別

　寒冷刺激により，膨疹が誘発されることを病歴から聴取すれば，診断は比較的容易である。寒冷刺激部位に一致して生じるのか，全身が冷却されたときのみに生じるのかで，全身性か局所性かをおよそ判別できる。遺伝性の全身性寒冷蕁麻疹であるFCASは，常染色体優性遺伝で新生児，乳児期に発症し，炎症性サイトカインIL-1βの活性化を制御するNLRP3遺伝子変異が認められる。全身寒冷刺激数時間後に発熱や悪寒を伴って膨疹が出現し，膨疹はしばしば疼痛を伴う。

3. 検査

　局所性寒冷蕁麻疹の診断には，プラスチックチューブやプラスチックバッグに氷水を入れて，5分間前腕皮膚にあてて，10分後に接触部位の膨疹の誘発を確認する（ice cube test，図1）。検査の際，水蕁麻疹の除外のために，水と皮膚が直接接触しないように注意が必要である。診断確定後の膨疹誘発閾値の決定には，TempTest®という熱勾配発生装置を用いて，膨疹が誘発される最高温度を測定するとよい。また，クリオグロブリン血症に

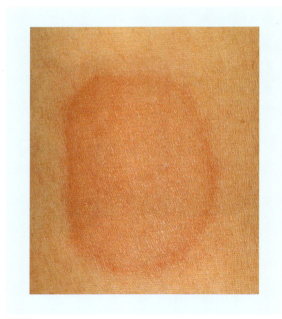

図1　局所性寒冷蕁麻疹の ice cube test での症状誘発
（神戸大学　福永淳先生より提供）

伴って生じることもあるため，血中クリオグロブリン測定も考慮する。
　全身性寒冷蕁麻疹では，cold room（4℃）などの気温の低い部屋に入って全身の寒冷負荷を行い，小型点状の膨疹の誘発を確認する。なお，全身性寒冷蕁麻疹では ice cube test が陰性であり，局所性蕁麻疹との鑑別に有用である。

4. 治療（図2）

　治療の基本は寒冷刺激を避けることが基本になる。病歴から推測される温度閾値より低温の寒冷刺激をできるだけ避けるようにする。薬物治療では，まずは非鎮静性の第二世代抗ヒスタミン薬を投与する。効果が不十分な場合には適宜増量や他剤への変更を考慮する。抗ロイコトリエン薬の併用や H_2 受容体拮抗薬についても，エビデンスは低いものの有効であったという報告があり，試してもよい治療と考えられる[3,4]。オマリズマブの効果については，無作為化プラセボ対照試験による強いエビデンスがあり効果が期待できるが[5]，適応外であるため投与には十分な検討が必要である。また，エビデンスは低いものの，シクロスポリン内服の効果があったという報告[6]，ステロイド投与により紅斑や浮腫は軽減しなかったが，血中ヒスタミン濃度と瘙痒の自覚症状が軽減したとする報告[7]もあり，症状の重篤度や経過によっては投与を考慮する。繰返しまたは単回寒冷負荷を加えることで耐性を獲得できるとの報告がある[8〜10]が，治療継続のアドヒアランスが不良であること，中止により症状が再燃すること，アナフィラキシー誘発のリスクがあることから，現実的な選択肢とはなりえない。

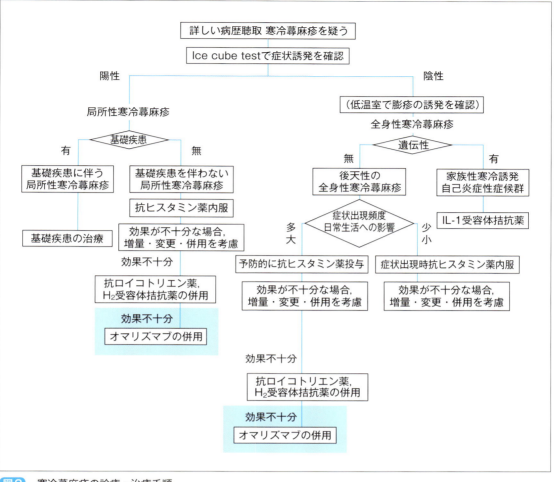

図2 寒冷蕁麻疹の診療・治療手順

(筆者作成)

5. 生活指導・見通し

局所性寒冷蕁麻疹でも，プールなどで全身が冷水に曝露されると，アナフィラキシー症状を生じる可能性があり注意が必要である．また，冷たい飲料の摂取は口腔咽頭浮腫を生じることがあり，できる限り避けるよう注意する．

文献
1) 秀道広，森桶聡，福永淳ほか（日本皮膚科学会蕁麻疹診療ガイドライン改定委員会）：日本皮膚科学会ガイドライン，蕁麻疹診療ガイドライン2018．日皮会誌 **128**：2503-2624, 2018
2) 田中稔彦，亀良好一，秀道広：広島大学皮膚科外来での蕁麻疹病型別患者数．アレルギー **55**：134-139, 2006
3) Bonadonna P, Lombardi C, Senna G, et al：Treatment of acquired cold urticaria with cetirizine and zafirlukast in combination. J Am Acad Dermatol **49**：714-716, 2003
4) Duc J, Pécoud A：Successful treatment of idiopathic cold urticaria with the association of H1 and H2 antagonists：a case report. Ann Allergy **56**：355-357, 1986
5) Metz M, Schütz A, Weller K, et al：Omalizumab is effective in cold urticaria-results of a randomized placebo-controlled trial. J Allergy Clin Immunol **140**：864-867.e5, 2017

6) Marsland AM, Beck MH : Cold urticaria responding to systemic ciclosporin. Br J Dermatol **149** : 214-215, 2003
7) Black AK, Keahey TM, Eady RA, et al : Dissociation of histamine release and clinical improvement following treatment of acquired cold urticaria by prednisone. Br J Clin Pharmacol **12** : 327-331, 1981
8) von Mackensen YA, Sticherling M : Cold urticaria : tolerance induction with cold baths. Br J Dermatol **157** : 835-836, 2007
9) Black AK, Sibbald RG, Greaves MW : Cold urticaria treated by induction of tolerance. Lancet **2** : 964, 1979
10) Kring Tannert L, Stahl Skov P, Bjerremann Jensen L, et al : Cold urticaria patients exhibit normal skin levels of functional mast cells and histamine after tolerance induction. Dermatology **224** : 101-105, 2012

5 物理性蕁麻疹
c) 日光蕁麻疹

今村 真也[1]　福永 淳[2]
1) 神戸大学大学院医学研究科内科系講座皮膚科学分野
2) 神戸大学大学院医学研究科内科系講座皮膚科学分野 講師

1. 概念・特徴

　光線曝露中もしくは数分後に，露光部に限局して瘙痒を伴う紅斑もしくは膨疹が出現する比較的まれな物理性蕁麻疹の1型である（図1）。特定の波長の光線を吸収するクロモフォア（chromophore）とよばれる物質が皮膚内もしくは血清中に存在し，露光部の皮膚内で光エネルギーを吸収し励起したクロモフォアが即時型アレルギーを惹起させると考えられている[1]。膨疹は数時間で消退するが，重症例ではまれに呼吸困難や嘔吐や意識消失といったアナフィラキシーを起こす。発症時期は春から夏が多い。薄い衣類を通過した光線により被覆部に皮疹が出現する例や，顔や手背に反復して光線曝露したことによりhardening現象が起きて，むしろ皮疹が出現しにくくなることもあるため，問診時には注意が必要である[2]。作用波長は症例によってさまざまであるが，わが国では可視光線の頻度が高く，海外ではultraviolet A（UVA）領域の頻度が高い[3]。光線照射試験において，膨疹を形成する作

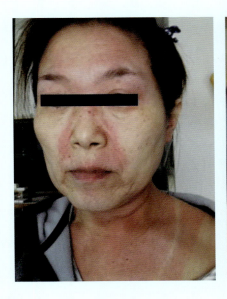
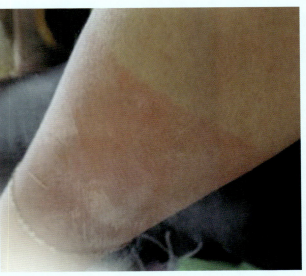

図1　日光蕁麻疹の臨床像
　日光への曝露後に，境界明瞭な紅斑もしくは膨疹が露光部に出現する。

（筆者提供）

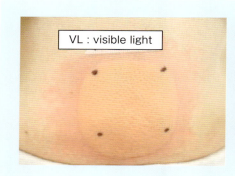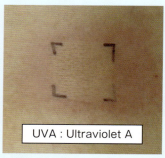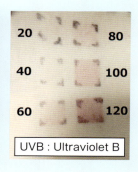

図2 光線照射試験の結果
紅斑もしくは膨疹が照射部に認められる。それぞれ 3〜12 J/cm² of UVA, 20〜120 mJ/cm² of UVB, 可視光線（visible light: VL）を 15〜30 cm 離して 20 分間を照射した。

(筆者提供)

用波長だけではなく，増強波長や抑制波長が認められることがある。抑制波長を認める患者では，日光曝露後，少し時間をおいてから膨疹が出現する，いわゆる潜時を認めることがある。

2. 診断・鑑別

　診断には ultraviolet B（UVB），UVA，可視光線を用いた光線照射試験を行う（図2）。照射方法については統一されたプロトコールはないが，筆者の施設で行っている方法を検査の事項で説明する。鑑別診断としては，他の光線過敏症に含まれる疾患が挙げられる。日光蕁麻疹は，内因性の即時型光線過敏症であり，内因性の遅延型光線過敏症には，多形日光疹と慢性光線性皮膚炎が含まれる。10〜20 歳台の女性に季節性に紅斑・小水疱を認める場合は多形日光疹を，中年男性で慢性に経過する苔癬化局面であれば，慢性光線性皮膚炎を疑診に挙げる[4]。光線過敏症のなかで，日光曝露後に腫脹や水疱が生じる疾患としては，DNA 修復障害による色素性乾皮症や Cockayne 症候群，種痘様水疱症があり，ほかにはポルフィリンが皮膚に蓄積し症状が惹起される疾患群であるポルフィリン症などがある。骨髄性プロトポルフィリン症では，血液検査による赤血球中プロトポルフィリンの定量が必要になる。2〜3 歳の小児で，中心臍窩を有する小水疱が日光曝露後に出現すれば種痘様水疱症を考え，光線照射試験としては反復照射試験が必要になる[5]。

3. 検査

　光線照射試験に関する多くの報告例や筆者の施設では，UVB にサンランプ（FL 32S E-30, 東芝ライテック社）を用い 20 mJ/cm² から 120 mJ/cm² を照射し，UVA はブラックライト（FL 32S, 東芝ライテック社）を用い 3 J/cm² から 12 J/cm² を照射し，可視光線はスライドプロジェクター（300

W）を用い，皮膚から 15 〜 30 cm 離して 20 分照射し，それぞれ膨疹などの即時型反応の出現を確認している[6]。遅延型の光線過敏症の除外のために 24 時間，できれば 48 時間後にも皮疹を確認する（図2）。また，人工光源で皮疹が誘発されない場合は，患者を自然光（太陽光）に一定時間曝露させ，露光部に限局した皮疹が誘発されることで確定診断をする。さらに作用波長を特定するためには，ある一定の値以下の波長をカットする光学フィルターガラス（キヤノンメディカルシステムズ社）を使用する。作用波長を照射した直後に，照射部位の半分を遮光し，残り半分に異なる波長の光線を照射し，膨疹形成が抑制されればその波長が抑制波長，膨疹形成が増強されるようであれば，その波長が増強波長として確認できる。ただし，このような抑制波長や増強波長が存在しない例も存在する。増強波長を認める例では重篤であることもあり，アナフィラキシーの発症に注意が必要である[1, 6]。患者血清に *in vitro* で作用波長を照射したあとに，その照射血清を用いて患者前腕に皮内テストを行う光照射自己血清皮内テストがある（図3）。未照射血清では反応が陰性で，作用波長照射血清で陽性反応が認められれば，光照射自己血清皮内テスト陽性と判定する[7]。光照射自己血清皮内テスト陽性の患者では，クロモフォアは血清由来である可能性が高い[2, 7]。

Ⅲ 刺激誘発型の蕁麻疹

5 物理性蕁麻疹

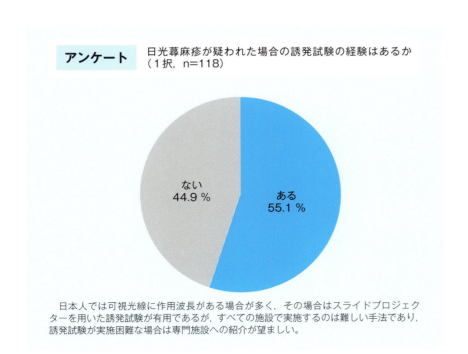

アンケート　日光蕁麻疹が疑われた場合の誘発試験の経験はあるか（1択，n=118）

ない 44.9 %
ある 55.1 %

　日本人では可視光線に作用波長がある場合が多く，その場合はスライドプロジェクターを用いた誘発試験が有用であるが，すべての施設で実施するのは難しい手法であり，誘発試験が実施困難な場合は専門施設への紹介が望ましい。

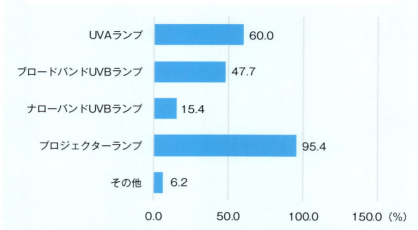

アンケート 日光蕁麻疹を疑った際の誘発試験ではどのような医療器具を使うか（複数回答可，n=65）

日本人では可視光線に作用波長を有する場合が多く，本アンケート調査もそのことを踏まえた集計となっている。しかし UVA や UVB に作用波長を有する場合もあり，筆者の施設では UVA ランプ，ブロードバンド UVB ランプ，プロジェクターランプ（可視光線）の3つの光源を用いて誘発試験を行っている。ナローバンド UVB ランプと答えた施設では，ブロードバンド UVB の照射器具を保持していないかブロードバンド UVB ランプと混同して使用している可能性があるが，日光蕁麻疹の UVB 領域の照射試験には幅の広い波長を有するブロードバンド UVB ランプが適している。

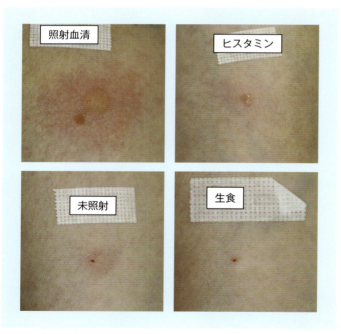

図3 光照射自己血清皮内テスト
未照射血清と比較して，作用波長を照射した血清の皮内テストで陽性を示した。
（筆者提供）

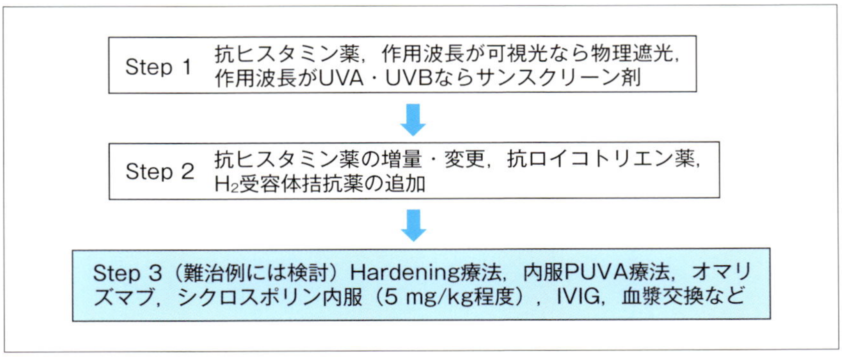

```
Step 1    抗ヒスタミン薬, 作用波長が可視光なら物理遮光,
          作用波長がUVA・UVBならサンスクリーン剤
            ↓
Step 2    抗ヒスタミン薬の増量・変更, 抗ロイコトリエン薬,
          H₂受容体拮抗薬の追加
            ↓
Step 3 （難治例には検討）Hardening療法, 内服PUVA療法, オマリ
          ズマブ, シクロスポリン内服（5 mg/kg程度）, IVIG, 血漿交換など
```

 図4　日光蕁麻疹の治療手順
Step 1から治療を開始し，効果に応じてステップアップする．Step 3は難治例にのみ検討する．
（筆者作成）

4. 治療

　ヒスタミンH_1受容体拮抗薬（抗ヒスタミン薬）が第一選択となるが，通常量の単剤の抗ヒスタミン薬の効果は弱く，抗ヒスタミン薬の増量や組合せ，あるいは抗ロイコトリエン薬やH_2受容体拮抗薬[8]との組合せが必要とする複数の報告がある（）[9]．作用波長を段階的に照射していくhardening療法があるが，統一されたプロトコールはなく，現状では施設ごとに異なっている．UVA hardeningの報告例では，最少紅斑量の半分の量のUVAを，体の一部の範囲に対して照射を開始し，皮疹が出現しなければ徐々に照射範囲・照射量を増量していくというものがある．可視光線を用いたhardeningの報告例では，プロジェクターランプを用い，30 cm程度の距離で四肢に5〜10分程度の照射を行う．皮疹の出現をみながら，前日よりも1分間増量した照射量で同様の照射を2〜3日ごとに行っていく．また，閾値前後の自然光に少しずつ曝露させるhardening療法[3]や，内服PUVA療法，NB-UVB療法が試行されることもある．ほかにオマリズマブ[10]，シクロスポリン内服（3〜5 mg/kg程度）[8]，IVIG（免疫グロブリン静注療法），血漿交換などの免疫学的治療の有効例の報告があるが，費用，安全性を考慮すると，難治例に対する例外的な治療として位置づけられる．また，オマリズマブは有効例の報告が増えてきているが，中止後に症状が再燃する傾向が強い[8]．

5. 生活指導・見通し

　原因波長を特定し，原因波長に対する遮光が基本である．どの光線を避けなければならないか患者に理解させるため，患者への指導も重要になる．サンスクリーン剤，手袋，帽子，長袖の衣類，日傘などを組み合わせて使用する[2,4]．紫外線が作用波長であれば，サンスクリーン剤が有効である場合が多く，可視光線が作用波長であるとその効果は乏しい．サンスクリーン剤はUVAに対してはPA（++）以上のものを，UVBに対してはSPF 30以

上のものを選択する[2]。UVAと可視光線は，窓ガラスを通過するため窓際や車内でも注意が必要である。

　遮光することで皮疹の発生や増悪を示す逆説的な例があるが，これは自然光によるhardeningが生じなくなるため，もしくは抑制波長への曝露頻度が減少するために生じる反応であるとする説がある[5]。予後としては，多くの例で難治であり，数年にわたり症状が継続する傾向がある[3]。ただし，症状は徐々に軽症化していくことが多い。

文献

1) 森紀子, 出口英樹, 段野貴一郎：増強波長を認めた日光蕁麻疹の1例. 皮膚 **40**：567-570, 1998
2) 岸本泉, 上津直子：スキルアップのためのQ&A, 日光蕁麻疹について教えてください. 皮膚アレルギーフロンテ **14**：114, 2016
3) Photiou L, Foley P, Ross G：Solar urticaria - An Australian case series of 83 patients. Australas J Dermatol doi：10.1111/ajd.12975(Epub ahead of print), 2018
4) 錦織千佳子：光線過敏症（内因性）. 1024p, p581-583, 今日の皮膚疾患治療指針（第4版）（塩原哲夫, 宮地良樹, 渡辺晋一ほか編）, 医学書院, 東京, 2012
5) 清水宏：光線性皮膚疾患, photodermatosis. p228-236, 640p, あたらしい皮膚科学 第3版, 中山書店, 東京, 2018
6) Kogame T, Uetsu N, Nguyen CTH, et al：Solar urticaria with an augmentation spectrum in a child. J Dermatol **44**：e214-e215, 2017
7) 中東祐子, 橋本洋子, 前川典子ほか：日光蕁麻疹の2例. 皮膚 **40**：351-354, 1998
8) Hatakeyama M, Fukunaga A, Washio K, et al：Addition of lafutidine can improve disease activity and lead to better quality of life in refractory cholinergic urticaria unresponsive to histamine H1 antagonists. J Dermatol Sci **82**：137-139, 2016
9) 秀道広, 森桶聡, 福永淳ほか（日本皮膚科学会蕁麻疹診療ガイドライン改定委員会）：日本皮膚科学会ガイドライン, 蕁麻疹診療ガイドライン2018. 日皮会誌 **128**：2503-2624, 2018
10) Goetze S, Elsner P：Solar urticaria. J Dtsch Dermatol Ges **13**：1250-1253, 2015

5 物理性蕁麻疹
d) 温熱蕁麻疹

織田 好子[1] 福永 淳[2]
1) 神戸大学大学院医学研究科内科系講座皮膚科学分野
2) 神戸大学大学院医学研究科内科系講座皮膚科学分野 講師

1. 概念・特徴

　温熱蕁麻疹は，温熱負荷の加わった部位に限局的に膨疹が生じる特徴的な蕁麻疹である。物理性蕁麻疹の約1％を占める非常にまれな病型であり[1]，20～45歳の女性に多い[2]。一般的に温熱刺激後，数分以内に膨疹を生じるが，まれに数時間後に膨疹を生じる遅延型があり，遅延型では家族性を認める場合がある[2]。原因となる温熱刺激は，入浴や紫外線曝露が多いが，温かい食物，飲料により，口唇[3]，舌[4]，咽頭[5]に瘙痒や腫脹を認める症例もある。温熱負荷される皮膚の面積が広いと，膨疹以外に失神，頭痛，喘鳴，呼吸困難，嘔気，腹痛，下痢などの全身症状を伴う頻度が高くなる[6]。

　温熱蕁麻疹の機序はいまだ明らかとなっていないが，温熱負荷により血漿中のヒスタミン，プロスタグランジンD_2の濃度が上昇する症例を認め，それらと膨疹形成の関与が示唆されている[7]。また，温熱負荷した患者血清を用いた皮内テストで陽性反応を認めることがあり，血清中のなんらかの物質が温熱刺激により変化し，肥満細胞の脱顆粒を促している可能性が示唆されている[8]。

2. 診断・鑑別

　問診から比較的容易に推定できるが，確定診断は温熱負荷試験を行う（方法は**3. 検査**参照）。

　温熱蕁麻疹は入浴や紫外線曝露が誘因となるため，コリン性蕁麻疹（cholinergic urticaria：CholU），食物依存性運動誘発アナフィラキシー（food-dependent exercise-induced anaphylaxis：FDEIA），日光蕁麻疹，水蕁麻疹との鑑別を要する[9]。

　CholUでは，温熱負荷で発汗刺激が加わった際に全身性に点状の皮疹が誘発されるため鑑別できる。また，水蕁麻疹のように室温の水道水との接触では皮疹は誘発されない。FDEIAは，原因食物摂取と入浴負荷で発症する場合があるが，温熱蕁麻疹とは入浴などの温熱負荷でほぼ毎回皮疹が誘発される点で異なる。問診で除外できない場合，CholUでは運動負荷試験を行い皮疹の形状を観察する。水蕁麻疹では，35～37℃の水道水を濡らしたタオルを20分接触させる誘発方法[10]で鑑別する。日光蕁麻疹は光線照射試験に

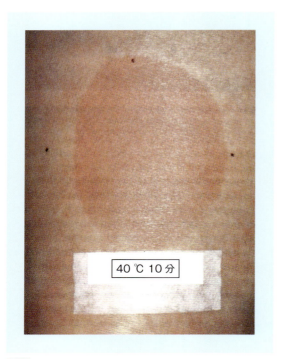 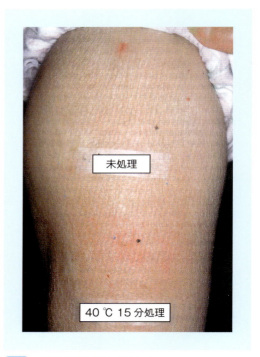

図1　40 ℃の温水を入れたビーカーを10分間前腕に圧抵したときの誘発像
圧低した部位に一致して膨疹を認める。
（筆者提供）

図2　温熱処理血清皮内テスト
未処理の血清で陰性なのに対し，加温処理の血清にて陽性反応を認める。
（文献8より引用）

て診断するが，温熱蕁麻疹との詳細な鑑別には皮膚温が上がらないように扇風機で冷風をあてながら行う必要がある[11]。

3. 検査

　温熱負荷試験の方法は，近年44 ℃の温水を入れたビーカーや試験管で前腕を5分間圧抵する方法やTempTest®が用いられている[12]。図1のように44 ℃より低い温度を負荷し，膨疹が誘発される閾値を決定することもある。圧抵の10分後に判定し，紅斑や膨疹の有無を評価するが，多くは瘙痒や灼熱感を伴う[12]。症例によって，負荷する温度や時間は調整する必要がある。陽性であった場合，負荷時間や温度の陽性となる閾値を決定する必要があり，疾患活動性や生活指導，治療効果の判定に役立つ。
　さらに，われわれは40 ℃，15分加温した自己血清を10分室温に戻し，その後皮内テストを行ったところ，未処理の血清は陰性であったのに対し，加温血清で陽性反応を認めた（図2）[8]。この反応はその後，陽性[13]や陰性[14]の報告がなされており，発症機序が単一でない可能性を示唆している。

4. 治療

　誘発温度，時間の同定とそれを満たす環境を回避することが治療の中心で

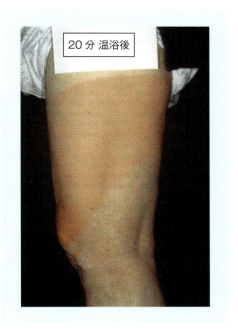

図3 温熱刺激による寛容誘導
前回温熱刺激した下腿や膝窩部では膨疹反応が抑制している。

(文献9より引用)

図4 温熱蕁麻疹の診療手順
初診時の問診，検査，治療までの診療手順。

(筆者作成)

ある。ヒスタミン H_1 受容体拮抗薬（抗ヒスタミン薬）[13]や抗ヒスタミン薬と H_2 受容体拮抗薬の併用[5]の報告があるが，効果はさまざまであり，エビデンスレベルの高い治療法は確立されていない[12]。また，アスピリンなど

の非ステロイド性抗炎症薬の前投与が膨疹形成を抑制した症例の報告がある[15]。われわれは，過去に温熱刺激による寛容誘導の有効性を報告している（図3）[8]。両膝より，遠位部を40℃の湯に入浴して30分間刺激し膨疹を発生させ，徐々に10～20 cmずつ体の上方へと温浴する範囲を増やすという方法であり，これを1日2～3回繰り返す。しかし，有効ではない症例も報告されており[14]，有効性については今後の症例集積が必要である。また近年重篤な症例や反復する症例ではオマリズマブの有効性が報告されている[12]。これまでの初診時から治療までの診療手順を図4にまとめた。

5. 生活指導・見通し

刺激となる閾値は，症例によってさまざまである。温かい飲料の入ったマグカップやブランケット，暖房便座，ドライヤーの温風などの接触で症状を生じる症例や，重篤なかゆみ，全身症状を伴う症例も存在するため，温度閾値を正確に評価し，具体的な回避策を指導することは患者QOL（quality of life）向上が重要である。また，治療後の効果判定のために治療後に閾値を再評価することは，過度な回避を防ぐことにも役立つ。温熱蕁麻疹は年余にわたって症状は続くが，7年間の経過で約25％が寛解したという報告[16]があり，経過により徐々に症状は軽減すると考えられているが，症例数が少なく十分な検討はなされていない。

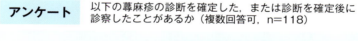

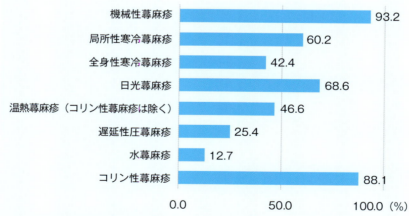

温熱蕁麻疹は，水蕁麻疹と同様非常にまれとされ，今のところ正確な頻度は検討されていない[12]。本アンケート調査で，診療経験21年以上の医師の46％が温熱蕁麻疹の診察の経験があると回答していることは興味深い。しかし，確定診断に温熱負荷試験まで行えている症例は限られており，また，温熱負荷で発症するコリン性蕁麻疹などと混同されている可能性は否定できない。ちなみに，筆者らが過去に行った負荷試験で，確定診断に至った温熱蕁麻疹症例は3症例にとどまる。

文献

1) Mahmood T : Physical urticarias. Am Fam Physician **49** : 1411-1414, 1994
2) Pezzolo E, Peroni A, Gisondi P, et al : Heat urticaria : a revision of published cases with an update on classification and management. Br J Dermatol **175** : 473-478, 2016
3) Delorme P : Localized heat urticaria. J Allergy **43** : 284-291, 1969
4) Leigh IM, Ramsay CA : Localized heat urticaria treated by inducing tolerance to heat. Br J Dermatol **92** : 191-194, 1975
5) Irwin RB, Lieberman P, Friedman MM, et al : Mediator release in local heat urticaria : protection with combined H1 and H2 antagonists. J Allergy Clin Immunol **76** : 35-39, 1985
6) Johansson EA, Reunala T, Koskimies S, et al : Localized heat urticaria associated with a decrease in serum complement factor B (C3 proactivator). Br J Dermatol **110** : 227-231, 1984
7) Koro O, Dover JS, Francis DM, et al : Release of prostaglandin D2 and histamine in a case of localized heat urticaria, and effect of treatments. Br J Dermatol **115** : 721-728, 1986
8) Fukunaga A, Shimoura S, Fukunaga M, et al : Localized heat urticaria in a patient is associated with a wealing response to heated autologous serum. Br J Dermatol **147** : 994-997, 2002
9) Fukunaga A, Washio K, Hatakeyama M, et al : Management of inducible urticarias. Curr Treat Options Allergy **4** : 411-427, 2017
10) Rothbaum R, McGee JS : Aquagenic urticaria : diagnostic and management challenges. J Asthma Allergy **29** : 209-213, 2016
11) 宮澤英彦, 嶋津苗胤, 松本賢太郎 : 日光蕁麻疹と温熱蕁麻疹を合併した1例. 臨皮 **70** : 747-750, 2016
12) Magerl M, Altrichter S, Borzova E, et al : The definition, diagnostic testing, and management of chronic inducible urticarias - The EAACI/GA(2) LEN/EDF/UNEV consensus recommendations 2016 update and revision. Allergy **71** : 780-802, 2016
13) Hama N, Shimomura Y, Arinami H, et al : Localized heat urticaria : Positive reaction of preheated autologous serum skin test. J Dermatol **43** : 1099-1100, 2016
14) 藤原進, 佐々木絵里子, 堀川達弥ほか : 局所性温熱蕁麻疹の1例. 日皮免疫アレルギー会誌 **14** : 39-42, 2006
15) 後藤典子, 小倉香奈子, 加茂統良ほか : アスピリン内服が有効であった局所性温熱蕁麻疹の1例. J Environ Dermatol Cutan Allergol **4** : 214-219, 2010
16) Tatnall FM, Gaylarde PM, Sarkany I : Localised heat urticaria and its management. Clin Exp Dermatol **9** : 367-374, 1984

5 物理性蕁麻疹
e) 遅延性圧蕁麻疹

森桶　聡[1]　高萩　俊輔[1]　秀　道広[2]
1) 広島大学大学院医系科学研究科皮膚科学
2) 広島大学大学院医系科学研究科皮膚科学 教授

1. 概念・特徴

　遅延性圧蕁麻疹（delayed pressure urticaria：DPU）は，局所の持続的な圧迫刺激を原因として，圧迫解除から30分〜数時間後に遅発性に膨疹あるいは浮腫性紅斑を生じる物理性蕁麻疹の1種である。膨疹・浮腫性紅斑の持続時間は数時間〜3日間程度と幅があるが，特発性の蕁麻疹と比較すると長い傾向にある。自覚症状としては，瘙痒を伴う場合もあるが，疼痛や灼熱感を訴える患者もいる。DPU患者は，蕁麻疹患者全体のおよそ3.1％であり，比較的まれな病型と考えられる[1]。この病型は，特発性の慢性蕁麻疹に合併するかたちで生じている場合が多い。その病悩期間は平均36.9カ月であり，特発性の慢性蕁麻疹の平均病悩期間27.4カ月を上回る[1]。また，後述するようにステロイドの経口投与が比較的有効であることから，治療に難渋する蕁麻疹症例では今一度，本病型の有無を確認してみる必要もあると思われる。

2. 診断・鑑別

　DPUの診断には，詳細な病歴聴取が最も重要である。下着やベルトによる圧迫部位，鞄などを肩や上肢に下げる場合には，紐による圧迫部位，座位を長時間とる場合の臀部，手を使って力仕事をする場合の手掌など，発現部位は多岐にわたるが，患者の生活状況に一歩踏み込んで話を聴くことで誘発刺激を見い出すことができる。鑑別診断としては特発性の蕁麻疹，機械性蕁麻疹が挙げられる。DPUの個疹の性状は，視診，触診のみで特発性の蕁麻疹と区別することが困難である。また，DPUの膨疹は自発的に出現することはないものの，特発性の蕁麻疹との合併が高頻度にみられるため，特発性の蕁麻疹の膨疹として加療されていることも少なくない。下着やベルトの装着や，荷物を下げた際などの持続的な圧迫が加わった部位に，圧迫解除後数時間して発現し，半日〜3日間程度のやや長い時間持続する膨疹・浮腫性紅斑のエピソードがないか，丁寧に問診することが診断のために重要である。機械性蕁麻疹は，物理性蕁麻疹のなかでは比較的頻度が高い病型で，掻破や擦過などの機械的刺激を加えると短時間のうちに線状の膨疹が出現し，数時間で消退する。掻破刺激，擦過刺激，圧迫刺激は，ごく一般的な物理的刺激

であり，患者の日常生活上，厳密に区別して自覚されているとは限らない。このようにありふれた刺激が誘因となる点はDPUにもあてはまるが，DPUでは持続的な圧迫が解除されたのち，遅発性に膨疹が出現し，かつそれらが比較的長い時間持続する。そのため，両者の鑑別には膨疹を誘発する刺激の種類と誘発された膨疹の経過に着目した問診が重要である。これらの特徴により疑わしい症例を見い出した場合は後述する検査の実施を検討する。

3. 検査

　DPUの検査としては，圧負荷試験がある。海外の文献では，重量2.5 kg/直径1.5 cmの棒あるいは同5 kg/6 cmの棒を用いて肩，上背部，大腿部，前腕を15分間圧迫する方法が紹介されている[2]。負荷終了6時間後に浮腫性紅斑が生じた場合に陽性と判定し，複数の重量を設定することで閾値の測定も可能である。筆者の施設では，健常人による検討で患者が大きな苦痛なく耐えられる程度に負荷を調整し，$1.5\ cm^2$あたり4 kgの負荷をかけられる器具（特注して作製）を用いて，15分間圧迫する方法をとっている（図1）。若干の侵襲を伴う検査ではあるが，患者の精査希望が強い場合，使用薬剤を慎重に選択する必要性が高い場合，病歴聴取結果と圧負荷試験結果が矛盾する場合などには，さらに膨疹の皮膚生検，病理組織検査を行うことも有用である。DPUでは，通常よりも長い膨疹持続時間を反映して，好酸球を主とする炎症細胞浸潤が真皮の毛細血管周囲にみられることが多い。なお，現時

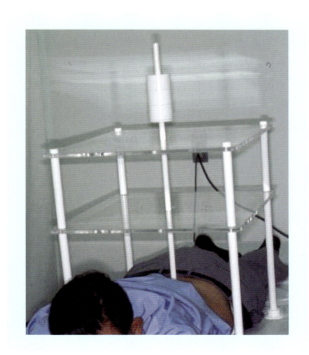

図1　圧負荷試験の例
　圧負荷を加えた部位は，自宅で撮影し写真を持参してもらう。
（筆者提供）

点ではこの病型についての厳密な診断基準はなく，病歴聴取，圧負荷試験，病理組織検査の結果を総合的に勘案して診断する。

4. 治療

　誘発刺激となる圧迫負荷をできる限り回避することを前提に，薬物療法を考慮する。薬物療法では，特発性の蕁麻疹同様，非鎮静性の第二世代ヒスタミン H_1 受容体拮抗薬（抗ヒスタミン薬）が基本となる。効果が乏しい場合は適宜変更，増量，併用などを考慮してもよいが，効果はしばしば限定的である。補助的治療薬として考慮すべき薬剤のなかでは，抗ロイコトリエン薬（キプレス®，シングレア®など）の併用についてプラセボ対照二重盲検試験によるエビデンスがある[3]。なお，抗ヒスタミン薬の症状発現時のみの頓用や抗ロイコトリエン薬以外の補助的治療薬にはエビデンスがない。それらに反応が悪い場合，ステロイド内服を考慮する。筆者の施設での検討では，DPU 17 例にステロイド［ベタメタゾン（リンデロン®）0.25〜1.5 mg/日］内服を併用したところ，70.5 % の症例でステロイドの漸減・中止が可能となる程度まで病勢制御が可能であった[1]。また，DPU に対する保険適用はなく，高価ではあるが，オマリズマブ（ゾレア®）皮下注の有効例の報告[4]もある（図2）。

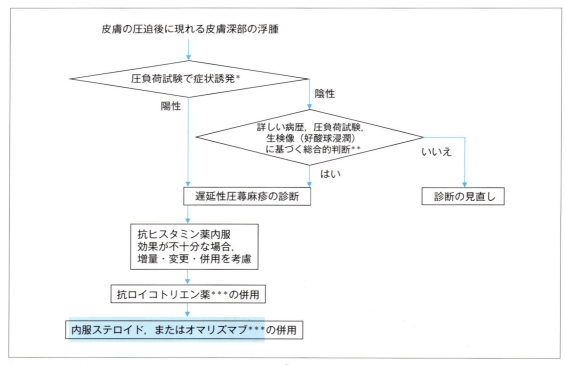

* ：肩紐に 7 kg の錘をつけて 15 分間提げるなどの方法での代用も可能[5]
** ：遅延性圧蕁麻疹についての厳密な診断基準はない
*** ：遅延性圧蕁麻疹に対する保険適用なし

図2　遅延性圧蕁麻疹の診療・治療手順
　まず詳細な病歴聴取で，その存在を疑うことが最も重要である。

（筆者作成）

5. 生活指導・見通し

　DPUでは，膨疹発生の誘因となる刺激をできるだけ避けることが肝要である．DPUも例外ではなく，日常生活で持続的な圧迫が加わらないような工夫が必要である．たとえば，衣類はできるだけ締付けがきつくない，ゆったりとしたものを着用する．ベルトは緩めに締めるようにする．また，重量のある鞄などを肩や腕にかけることで，その部位に膨疹が誘発されることも多いため，重量物を運ぶ際は，同じ部位に長時間負荷がかからないよう注意する．また，同行者がいれば運搬を手伝ってもらうといったことも有意義である．

　掌蹠や臀部に膨疹が誘発されやすい場合には，同じ姿勢で座位を保たないよう注意する．そして，ものを強く握り締めたり，足を踏み締めるような作業はできるだけ避けることも考慮しなければならない．

　DPU患者（22人：平均病悩期間36.9カ月，平均通院期間41.2カ月）のKaplan-Meier法による解析では，1カ月以上投薬なしで膨疹や瘙痒がない状態が維持できるに至った症例を「治癒」と判定したところ，治癒に至った症例は3年で42.9％，5年で67.4％であり，治癒までの期間の中央値は37.2カ月であったという報告がある[6]．限られた症例数での検討ではあるが，やがては治癒に至ることを期待しうる疾患として，患者とともに粘り強く治療に取り組む意義のある病型であると考えられる．

文献
1) Morioke S, Takahagi S, Iwamoto K, et al : Pressure challenge test and histopathological inspections for 17 Japanese cases with clinically diagnosed delayed pressure urticaria. Arch Dermatol Res **302** : 613-617, 2010
2) Magerl M, Altrichter S, Borzova E, et al : The definition, diagnostic testing, and management of chronic inducible urticarias - The EAACI/GA(2) LEN/EDF/UNEV consensus recommendations 2016 update and revision. Allergy **71** : 780-802, 2016
3) Nettis E, Colanardi MC, Soccio AL, et al : Desloratadine in combination with montelukast suppresses the dermographometer challenge test papule, and is effective in the treatment of delayed pressure urticaria : a randomized, double-blind, placebo-controlled study. Br J Dermatol **155** : 1279-1282, 2006
4) Metz M, Ohanyan T, Church MK, et al : Omalizumab is an effective and rapidly acting therapy in difficult-to-treat chronic urticaria : a retrospective clinical analysis. J Dermatol Sci **73** : 57-62, 2014
5) Hide M, Hiragun M, Hiragun T : Diagnostic tests for urticaria. Immunol Allergy Clin North Am **34** : 53-72, 2014
6) 入福令子，森桶聡，平郡真記子ほか：遅延性圧蕁麻疹22例の治療経過解析（MS8-2，ミニシンポ抄録）．アレルギー **63** : 512, 2014

5 物理性蕁麻疹
f) 水蕁麻疹

福永　淳
神戸大学大学院医学研究科内科系講座皮膚科学分野 講師

1. 概念・特徴

　水蕁麻疹（aquagenic urticaria）は，温度やpHに依存しないさまざまな水との接触によって，30分以内に急速に誘発されるまれな接触蕁麻疹の1型であり，物理性蕁麻疹の要素と接触蕁麻疹の要素を併せ持つ病型である[1]。皮疹のサイズとしては通常の蕁麻疹に比べて小さく，水との接触部位に周囲に紅斑を伴う1〜3mm大までの膨疹が出現する特徴的な臨床像を呈する（図1）。個発例がほとんどであるが，まれに家族内発症例が報告されている[2]。女性に多く発症し，発症年齢は若年成人や小児に多い。まれに頭痛や呼吸困難，アナフィラキシーショックに至ることもあり注意が必要である[3,4]。病因については不明な点が多いが，いくつかの仮説が提唱されている。皮脂や水溶性のなんらかの表皮抗原が病因に関与していることが推測されており，水が表皮もしくは真皮の抗原のキャリアとして働き，経毛包的に抗原が吸収され，毛包に一致する点状の膨疹が出現する可能性が示唆されている。

2. 診断・鑑別

　さまざまな温度・種類の水（水道水，海水など）との接触によって，接触

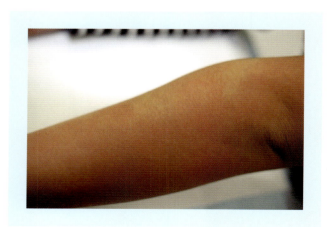

図1　入浴により誘発された水蕁麻疹の臨床像

（筆者提供）

後比較的早期に接触した部位にかゆみを伴う点状の膨疹が出現し，水との接触がなくなれば皮疹は数十分で消失することから，問診により病型として疑うことは難しくはない。水蕁麻疹は非常にまれな蕁麻疹であり，皮疹の形態が類似しているという点でコリン性蕁麻疹（cholinergic urticaria：CholU）やアドレナリン蕁麻疹，さまざまな温度の水との接触で誘発されるという点では寒冷蕁麻疹，温熱蕁麻疹を除外しておく必要がある。CholU とは，運動負荷試験でも皮疹が誘発される点で，寒冷・温熱蕁麻疹とは水との接触がない寒冷・温熱負荷試験（TempTest®など）で皮疹が誘発される点から鑑別が可能である。水との接触で膨疹は出現しないが，接触部位のみにかゆみが生じる病態が水原生瘙痒症（aquagenic pruritus）であり，水蕁麻疹とは膨疹が出現しない点で鑑別が可能である。

3. 検査

2. 診断・鑑別に記載する鑑別疾患の除外を行ったうえで，水蕁麻疹の確定診断のために 35～37℃の水，または生理食塩水に浸したタオルやガーゼによる体幹への水負荷試験を行う。20～40 分間，水に浸したタオルやガーゼを体幹に貼付し，除去後 10 分以内に水の接触部位に蕁麻疹様の皮疹が誘発された場合を陽性と判定する（図2）。貼付中にかゆみが生じた場合は，20～40 分以内に水に浸したタオルやガーゼを除去することが推奨される[5]。別の検査方法としては，体温程度に調整した浴槽への入浴負荷試験があり，入浴負荷試験で水との接触部位に蕁麻疹様の皮疹が誘発された場合も陽性と判定する。エタノールやアセトンなどの有機溶媒で，清拭したのちに水負荷を行うと反応が増強する場合がある[4,6]。白色ワセリンのようなバリアを増強する外用剤を前塗布すると反応が減弱する場合がある[7]。食塩水や高張水溶液では症状が誘発されるが，水道水では誘発されないような亜型も存在する。一般的な水蕁麻疹は，誘発される皮疹の程度は水の温度に依存しないとされるが，アナフィラキシーを合併した重症の症例で冷水負荷のほうが常温の水より反応が増強したことをわれわれは経験している[4]。

図2 水（水道水）に浸したガーゼを 20 分間体幹に貼付してガーゼを除去後に誘発された毛包一致性の点状の膨疹と周囲の紅斑
（筆者提供）

```
【治療】
    抗ヒスタミン薬内服，水との曝露面積を減らす
    水との曝露時間を減らす
    ワセリンなどのバリアクリームで皮膚を保護する
         ↓
    （難治例には検討）UVB療法，PUVA療法，オマリズマブなど

【メモ】
※水蕁麻疹に関しては情報が少なく，症例ごとの検討が必要
※寒冷蕁麻疹，コリン性蕁麻疹と皮疹の形状が類似しているため診断時に注意が必要
```

図3 水蕁麻疹の治療手順

（筆者作成）

4. 治療 ()

ヒスタミン H_1 受容体拮抗薬（抗ヒスタミン薬）が有効である症例もあるが，無効例も存在する。「蕁麻疹診療ガイドライン2018」で病型別治療のエビデンスの一覧表を参照しても，水蕁麻疹における治療のエビデンスは抗ヒスタミン薬連用とオマリズマブで2Cであり，弱いエビデンスがある程度である[8]。またオマリズマブの有効例の報告は1例のみである[9]。一方で H_2 受容体拮抗薬，ロイコトリエン拮抗薬などの抗ヒスタミン薬の補助的治療薬，ステロイド内服，シクロスポリン内服，寛容誘導に関するエビデンスは存在しない。抗ヒスタミン薬にUVBやPUVA療法を併用することが有効であった報告や頭痛を伴う例に対して，抗コリン薬，選択的セロトニン再取り込み阻害薬の有効例が報告されている。

5. 生活指導・見通し

症例数が少ないため，予後などについては詳細な情報が少ない。生活指導に関しても単純に水との接触を避けるという記載もみられるが，実践的な方法ではないため，**4. 治療**のようなさまざまな治療法が試されている。しかし，治療法の効果には一定した傾向がなく，抗ヒスタミン薬をfirst lineとして，症例によってさまざまな治療法を試す必要がある可能性がある[10]。われわれの経験した症例は，アナフィラキシーを合併した重症の症例であったが，抗ヒスタミン薬内服下では水との接触で皮疹は誘発されなくなり，抗ヒスタミン薬内服下で入浴やプールを含めた日常生活は制限なく行えている[4]。

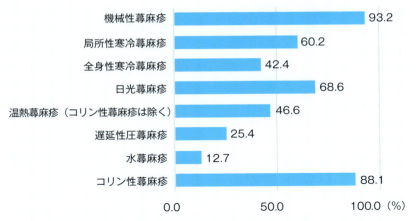

アンケート 以下の蕁麻疹の診断を確定した，または診断を確定後に診察したことがあるか（複数回答可，n=118）

水蕁麻疹は，温熱蕁麻疹と同様に非常にまれな蕁麻疹の病型である．誘発試験の手法が幅広く認知されておらず，皮疹の形状が点状でコリン性蕁麻疹と類似していることもあり，正確な診断に至らなかった症例が少なくない可能性もある．今のところ病悩期間についての情報は乏しく，比較的短期間に治癒するために他医が診断を確定したあとに別の医師が診察する機会が少ない可能性もある．

文献

1) Shelley WB, Rawnsley HM: Aquagenic urticaria. Contact sensitivity reaction to water. JAMA **189**: 895-898, 1964
2) Rothbaum R, McGee JS: Aquagenic urticaria: diagnostic and management challenges. J Asthma Allergy **9**: 209-213, 2016
3) Luong KV, Nguyen LT: Aquagenic urticaria: report of a case and review of the literature. Ann Allergy Asthma Immunol **80**: 483-485, 1998
4) Fukumoto T, Ogura K, Fukunaga A, et al: Aquagenic urticaria: Severe extra-cutaneous symptoms following cold water exposure. Allergol Int **67**: 295-297, 2018
5) Magerl M, Altrichter S, Borzova E, et al: The definition, diagnostic testing, and management of chronic inducible urticarias - The EAACI/GA(2) LEN/EDF/UNEV consensus recommendations 2016 update and revision. Allergy **71**: 780-802, 2016
6) 真田聖子, 山村有美, 秀道広ほか: 水性蕁麻疹の1例. 皮膚臨床 **42**: 1023-1026, 2000
7) Sibbald RG, Black AK, Eady RA, et al: Aquagenic urticaria: evidence of cholinergic and histaminergic basis. Br J Dermatol **105**: 297-302, 1981
8) 秀道広, 森桶聡, 福永淳ほか（日本皮膚科学会蕁麻疹診療ガイドライン改定委員会）: 日本皮膚科学会ガイドライン, 蕁麻疹診療ガイドライン2018. 日皮会誌 **128**: 2503-2624, 2018
9) Rorie A, Gierer S: A case of aquagenic urticaria successfully treated with omalizumab. J Allergy Clin Immunol Pract **4**: 547-548, 2016
10) Hamie L, Abou-Rahal J: Water-related dermatoses. Int J Dermatol doi: 10.1111/ijd.14316, 2018

6 コリン性蕁麻疹

鷲尾 健[1] 福永 淳[2]
1) 神戸大学大学院医学研究科内科系講座皮膚科学分野
2) 神戸大学大学院医学研究科内科系講座皮膚科学分野 講師

1. 概念・特徴

　コリン性蕁麻疹（cholinergic urticaria：CholU）は入浴，運動，精神的緊張など，発汗を促す刺激が加わったときに出現するのが特徴的であり[1]，皮疹のサイズとしては通常の蕁麻疹に比べて小さく，粟粒大から小豆大までの小型の膨疹や紅斑が出現するため，典型例では臨床像から区別が可能[2]である。小児から30歳代前半までの成人に好発し[1]，重症例では血管性浮腫やアナフィラキシーショックに至ることもあり注意が必要である[3]。病型としては主に①汗に対する即時型アレルギーを有し，皮疹はエクリン汗腺の開口部に一致するタイプ，②自己血清皮内テストが陽性を示し，皮疹が毛包に一致するタイプ，③無汗症ないし乏汗症を有しチクチクとした痛みを伴うタイプに分けられる。③は後天性特発性全身性無汗症（acquired idiopathic generalized anhidrosis：AIGA）でCholUを伴うタイプと同一である。

2. 診断・鑑別

　運動誘発試験や入浴（足浴）誘発試験を行い，典型的な小型の膨疹を認めれば診断は比較的容易[2]であろう。CholUでは，慢性蕁麻疹，寒冷蕁麻疹や機械性蕁麻疹を同時に合併していることもあり，詳細な問診が重要であり他の病型の蕁麻疹を疑った場合は，その病型の確定診断に必要な検査も同時に行う。表1にわれわれが提唱するCholUの新しい病型分類を示す。汗アレルギー型のなかでも，女性に多い眼瞼血管性浮腫を伴うCholUはアナフィラキシーに至る例が多く，アドレナリン自己注射の適応となる。AIGAではうつ熱症状と痛みのためにQOL（quality of life）が極端に障害されていることが多い[4]。

3. 検査

　表2に行うべき検査についてまとめた。まずは，CholUの診断を確定するために運動負荷試験として，トレッドミルやエルゴメーターを用いて15～30分間の走行試験を施行する。その際パルスオキシメーターを用い，

表1 コリン性蕁麻疹の新しい病型分類

汗アレルギー型	毛包一致型	後天性特発性無汗症／乏汗性コリン性蕁麻疹
・自己汗皮内テスト陽性 ・皮疹は毛包に一致しない	・自己血清皮内テスト陽性 ・自己汗皮内テスト陰性 ・皮疹は毛包に一致 ・H₁受容体拮抗薬への反応性は比較的良好	・男性に多い ・無汗症例ではQOLが著しく阻害 ・ステロイドパルス療法に著効例がみられる
眼瞼の血管性浮腫に伴う重症例		
・女性に多い ・アトピー素因が多い ・アナフィラキシーが多い ・著明な眼瞼浮腫 ・エピペン®携帯の適応 ・H₁受容体拮抗薬が効きにくい		

(文献2より引用改変)

表2 コリン性蕁麻疹で行うべき試験

検査	準備物	注意点	結果とその解釈
運動負荷試験	・トレッドミル ・アドレナリン（ボスミン®） ・マレイン酸クロルフェニラミン（ポララミン®） ・運動できる服装（患者持参）	アナフィラキシーショックに注意して行う。検査に立ち会う医師は複数人であることが望ましい。	小型の膨疹を認めればコリン性蕁麻疹と診断する。無汗ないし乏汗症状がある場合は足浴負荷試験でも確認を行う。
足浴負荷試験	・足浴バケツ ・温度計 ・水着（患者持参）	43℃に湯温を保つ。温度の低下や熱傷に注意する。	小型の膨疹を認めればコリン性蕁麻疹と診断する。全身の発汗低下を認めれば無汗症と診断する。発汗が低下している面積を測定する。
自己汗，皮内テスト	・患者自己汗 ・生理食塩水（陰性対照） ・ヒスタミン（プリックテスト用）	汗は生理食塩水で50倍，100倍，1,000倍に希釈する。ヒスタミンは陽性コントロールに用いるが皮内テストではなくプリックテストを行う。	皮内テストで周囲に紅斑を伴い膨疹の直径が6mm以上であれば陽性と判定する。陰性対照より1.5mm以上の膨疹を認めても陽性と判定する。試験に先立ち抗ヒスタミン剤等は内服中止が必要である。
アセチルコリン，皮内テスト	・アセチルコリン（オビソート®）	オビソート®は必ず希釈して用いる。同時にミノール法を用いてアセチルコリン刺激による発汗能を調べるとよい。	衛星膨疹はコリン性蕁麻疹の診断の補助となる。AIGAではアセチルコリン刺激にて発汗が認められないことが多い。
採血検査	汗アレルギー症例ではマラセチア・ピティロスポリウムなどに対する特異的IgEを有する症例が多い。無汗症では甲状腺機能低下症，Fabry病，シェーグレン症候群などを鑑別する。AIGAでは血中CEAが高値を示したとの報告がある*。		

*：血中CEA値の測定は保険適用外の検査である。

(筆者作成)

脈拍が150/分を超えない程度に負荷を調節する。運動負荷試験時に汗を同時に回収すれば，後述の汗アレルギーの検査に使用可能である。筆者の施設では前腕にビニール袋をかぶせて汗を採取しているが，背部にキムワイプなどを貼付することでも採取可能である。CholUの一部では，運動負荷試験を行った際にアナフィラキシーショックを起こす場合があり，問診上アナ

フィラキシーが疑われる場合は静脈路を確保したうえで，いつでもアドレナリン（ボスミン®）筋肉内注射ができる体制を整えて行うほうが望ましい。また，重症の CholU では気管支喘息の合併例もあるため[3]，試験実施前に喘息のスクリーニング検査を行い，運動誘発性喘息の恐れがある場合はあらかじめ呼吸器科医に相談すべきである。運動負荷試験に替えて，足浴負荷試験でも発汗刺激を行うことができる。

筆者の施設では，43℃の湯を足浴バケツに準備して 30 分間の膝下足浴負荷を施行している。AIGA では，うつ熱症状のために 15 分の運動負荷試験ができない場合もあり，また足浴負荷試験のほうが発汗状況を確認しやすい印象がある。CholU の確定診断ができ，無汗症・乏汗症以外の場合は，汗アレルギーか自己血清皮内テストが陽性を示すいずれかの場合が多く，自己汗皮内テストおよび自己血清皮内テストを行う。自己汗はフィルターで滅菌し，50 倍，100 倍，1,000 倍に希釈し，0.02 mL を前腕屈側に皮内注射する（図1）。自己血清は，遠心分離後なるべく早期に試験に用いて，0.05 mL をそのまま前腕屈側に皮内注射する（判定基準は 図1 参照）。AIGA を疑った場合は，各種採血検査を行い甲状腺機能低下症，Fabry 病，シェーグレン症候群などによる乏汗症との鑑別を行う。保険適用外ではあるが，AIGA では血清 CEA 高値を示すことが報告されている[5]。

4. 治療（図2）

前述の病型分類に基づいた治療を行う。汗に即時型アレルギーを有するタイプでは軽症の場合は，ヒスタミン H_1 受容体拮抗薬（抗ヒスタミン薬）が奏功することもあるが，難治性の場合も多い。このような場合，まずはガイドラインにならい抗ヒスタミン薬の倍量投与を行う[1]。汗アレルギー型では，H_2 受容体拮抗薬の追加で有効であったケースシリーズレベルの報告があり[6]，難治の場合は試みる価値がある。他の第二選択薬としてガイドラ

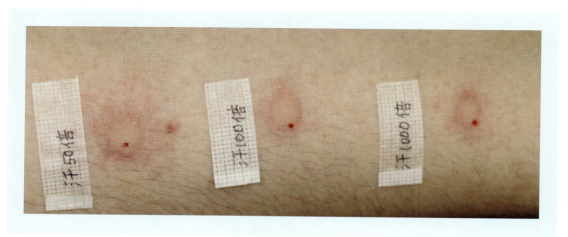

図1　自己汗皮内テスト
　自己汗は 50 倍，100 倍，1,000 倍に希釈して 0.02 mL を皮内注射する。陰性対照には同量の生理食塩水を用いる。陽性対照にはヒスタミン 2 塩酸塩を用いてプリックテストを行う。

（筆者提供）

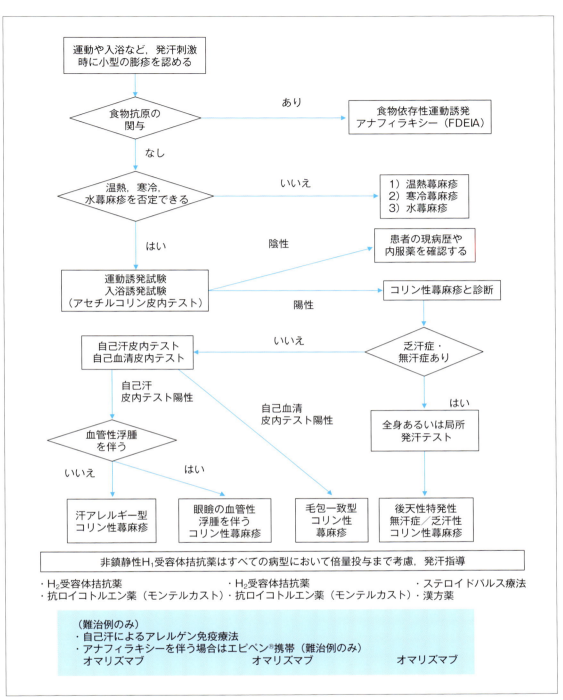

図2　コリン性蕁麻疹の診断治療手順
　コリン性蕁麻疹においては，まずは他の刺激誘発型の蕁麻疹を除外したうえで運動誘発試験・入浴誘発試験にて診断を確定する。さらに図に示す4病型のどれにあてはまるかを発汗テストや自己汗皮内テスト・自己血清皮内テストを用いて検査を進める。非鎮静性H₁受容体拮抗薬はすべての病型において倍量までの投与を考慮するが，その他の治療については病型を考慮して行うのがよい。
（筆者作成）

インでは，ロイコトリエン拮抗薬であるモンテルカストも推奨される[1]。汗アレルギー型に特異的な治療法としては，自己汗によるアレルゲン免疫療法が報告されている（保険適用なし）[7]。自己血清皮内テスト陽性のタイプでは，抗ヒスタミン薬の増量やH_2受容体拮抗薬，ロイコトリエン拮抗薬といった第二選択薬までで効果を認める症例が多い。AIGAでは，抗ヒスタミン薬の倍量投与や漢方薬の併用などを行うが難治性の症例も多く，重症例ではステロイドパルス治療が行われる[4,8]。

5. 生活指導・見通し

アナフィラキシーショックの既往がある場合，アドレナリン自己注射（エピペン®）を処方し，在宅自己注射の指導を行う。パンフレット等が販売会社から提供されており，補助説明資料として用いると便利である。無汗症ないし乏汗症を伴うCholU，AIGAの場合はうつ熱を生じない程度の定期的な運動などの発汗訓練の生活指導が必要である。夏季では自然と汗をかくため症状が改善し，冬季に悪化する症例もある。いずれの病型にしても日常生活で汗をかかないことは不可能であるため，適切な薬物治療を行いつつ発汗に慣れるように丁寧に患者に生活指導していくことが重要である。

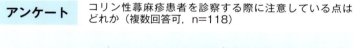

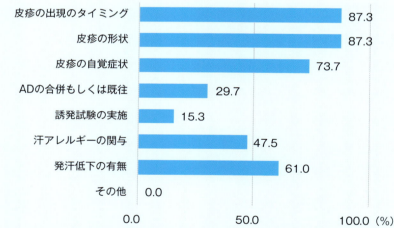

コリン性蕁麻疹は，発汗を促す刺激が加わったときに小型の膨疹が出現するのが最大の特徴であり，アンケートからもその点が読み取ることができる。皮疹の自覚症状として，無汗症ないし乏汗症を呈する場合はチクチクした痛みを訴える場合が多い。誘発試験の実施の割合が低いが，これは問診と皮疹の形状で比較的容易に診断に至ることができるからではないかと思われる。重症のコリン性蕁麻疹ではアナフィラキシーショックを呈する場合もあるため，眼瞼の血管性浮腫を伴う場合などの誘発試験は専門施設へ紹介するほうがよいであろう。

文献
1）秀道広，森桶聡，福永淳ほか（日本皮膚科学会蕁麻疹診療ガイドライン改定委員会）：日本皮膚科学会ガイドライン，蕁麻疹診療ガイドライン 2018. 日皮会誌 **128**：2503-2624, 2018
2）福永淳：コリン性蕁麻疹の新しい病型分類と治療. 日皮会誌 **127**：1745-1750, 2017
3）Washio K, Fukunaga A, Onodera M, et al：Clinical characteristics in cholinergic urticaria with palpebral angioedema: Report of 15 cases. J Dermatol Sci **85**：135-137, 2017
4）Fukunaga A, Hatakeyama M, Tsujimoto M, et al：Steroid treatment can improve the impaired quality of life of patients with acquired idiopathic generalized anhidrosis. Br J Dermatol **172**：537-538, 2015
5）Honma M, Iinuma S, Kanno K, et al：Serum carcinoembryonic antigen (CEA) as a clinical marker in acquired idiopathic generalized anhidrosis：a close correlation between serum CEA level and disease activity. J Eur Acad Dermatol Venereol **30**：1379-1383, 2016
6）Hatakeyama M, Fukunaga A, Washio K, et al：Addition of lafutidine can improve disease activity and lead to better quality of life in refractory cholinergic urticaria unresponsive to histamine H1 antagonists. J Dermatol Sci **82**：137-139, 2016
7）Kozaru T, Fukunaga A, Taguchi K, et al：Rapid desensitization with autologous sweat in cholinergic urticaria. Allergol Int **60**：277-281, 2011
8）Munetsugu T, Fujimoto T, Oshima Y, et al：Revised guideline for the diagnosis and treatment of acquired idiopathic generalized anhidrosis in Japan. J Dermatol **44**：394-400, 2017

7　接触蕁麻疹

猪又　直子
横浜市立大学大学院医学研究科環境免疫病態皮膚科学 准教授

1. 概念・特徴

　特定の物質が，皮膚ないし粘膜に接触した直後（数分〜通常30分以内）に，接触部分に膨疹が誘発されるとき，これを接触蕁麻疹とよぶ（図1）[1〜4]。自覚症状として瘙痒や灼熱感を伴い，血管性浮腫が現れることもある。時に，皮膚症状が接触部位を超えて，体の広い範囲に及び，結膜炎，鼻炎，喘鳴などを伴うアナフィラキシーに進展することがあり，これを接触蕁麻疹症候群（contact urticaria syndrome：CUS）という[5]。

　接触蕁麻疹は，免疫学的機序を介さない非アレルギー性の接触蕁麻疹（non-immunological contact urticaria：NICU）とアレルギー性の蕁麻疹（NICU）の2つに大別される。NICUは，植物（イラクサ）や動物（クラゲ，昆虫），化学物質（シンナモンアルデヒド）などの外来物質に接触した際，初めての曝露でも生じる。NICUの症状は，接触部位に限局し，それ以上拡がることは少ない[6〜9]。一方，アレルギー性の接触蕁麻疹（immunological contact urticaria：ICU）は，蛋白質，または，ハプテンに結合した分子へのⅠ型アレルギー反応である。原因物質は，ラテックス，植物や動物由来の物質，薬剤，化粧品，化学物質など実に多彩である。また，食物摂取時に接触部位に

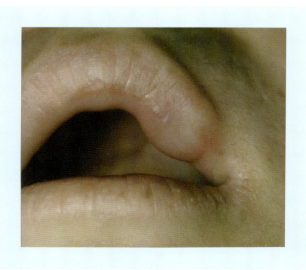

図1　魚のアレルギー性の接触蕁麻疹
魚の口含み試験後に生じた，上口唇の浮腫性紅斑。
（筆者提供）

生じる口腔内の違和感やそう痒などを主症状とする食物アレルギーを口腔アレルギー症候群（oral allergy syndrome：OAS）とよぶ。花粉との交差反応による果物や野菜アレルギーは OAS の臨床像をとることが多いため，狭義の OAS とみなされており，最近は花粉-食物アレルギー症候群（pollen-food allergy syndrome：PFAS）という名称でもよばれる（図1）[10〜12]。

2. 診断・鑑別

　NICU の診断のために，オープンテストや負荷試験を行うことがあるが，被疑物質が NICU の原因として文献上明らかであれば，必ずしも検査を要しない[3]。

　ICU の診断は，明らかな病歴と I 型アレルギー検査の陽性をもって行う。ICU では，同一物質の経皮曝露を繰り返すうちに感作が成立するため，このような環境下におかれる職業や趣味をもつ人に起こりやすい。職業性 CU の職業（原因物質）には，医師・歯科医師，看護師などの医療従事者（天然ラテックス），飲食・食品加工業（食物），美・理容師（染毛剤などの化学物質），農業（植物）・畜産業（動物），造園業（植物），研究職（研究材料）などがある。なかでもラテックスアレルギーは，代表的な職業性 ICU で，CUS に進展する頻度も比較的高い。また，患者の約半数にラテックス-フルーツ症候群（latex-fruit syndrome：LFS）を併発する点にも注意が必要である。LFS とは，ラテックス抗原と交差抗原性を有するバナナ，アボカド，クリなどを経口摂取した際に誘発される食物アレルギーである。

　また，ICU の場合，ICU の原因物質が protein contact dermatitis や接触皮膚炎を同時に引き起こしていることがある[13]。食品を扱う人に生じた慢性湿疹を認めた場合，protein contact dermatitis を疑う。

3. 検査

　NICU の検査を行う場合，オープンテストや，抗原の種類によってはクローズドパッチテスト（ただし，即時相で判定する）にて紅斑や膨疹を判定する[10]。NICU では，ICU よりも遅れて誘発されることがあるため，いずれの検査も 20 分，40 分，60 分まで観察する[10,14]。

　ICU が疑われる場合，オープンテストやプリックテストを実施して約 15〜20 分時に判定を行う（図2）[3,4,14]。陰性であれば，さらなる確認のために負荷試験を実施する。なお，スクラッチテストは偽陽性を起こしやすいので判定は慎重にすべきである。動物や野菜由来の食品を用いたプリック-プリックテストを行う際，20 分以内に小水疱が誘発されれば protein contact dermatitis の合併と考える[13]。接触皮膚炎の併発が疑われる場合は，皮膚試験施行部の観察を 48 時間，72 時間まで継続する。

　ラテックスの使用テストは，水に濡らした 1 指に天然ゴム手袋を，反対側の 1 指に合成ゴム製手袋を装着し，15 分以内にかゆみや紅斑，膨疹が現れれば陽性と判定する。陰性ならば，同様の検査を片手ずつで行う。OAS，PFAS の負荷試験は，口含み試験を実施する。

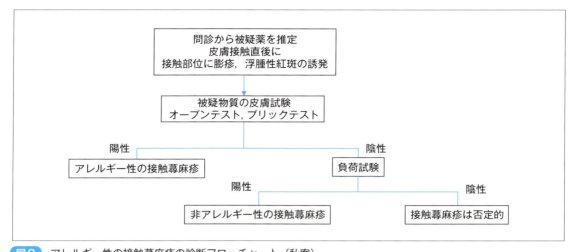

図2 アレルギー性の接触蕁麻疹の診断フローチャート（私案）
皮膚試験が陽性ならばアレルギー性の接触蕁麻疹，陰性かつ負荷試験陽性では非アレルギー性の接触蕁麻疹と診断できる。

(文献 3, 4, 14 をもとに筆者作成)

4. 治療

接触蕁麻疹では，原因物質を皮膚から取り除く（図2）[3, 4, 14]。原因物質の皮膚曝露を中止できれば，多くの場合，数時間以内に症状は消退するが，瘙痒が強く自制できない場合や，曝露部位以外の皮膚にも症状が拡がる場合は，抗ヒスタミン薬を内服する。さらに，呼吸器，消化器，循環器，神経などの皮膚外症状が出現した場合は，アレルギー性の蕁麻疹に準じて治療を行う（図3，Ⅲ-1 参照*）。

5. 生活指導・見通し

CU の診断後の基本的な方針は，原因物質を避けることである。誤って再曝露したときに備え，抗ヒスタミン薬を処方する。アナフィラキシーの既往があれば，アドレナリン自己注射薬の携帯を検討する。

職業性の ICU では，抗原曝露環境から抗原を排除するか，それが困難な場合は職場や配置の転換を検討する必要がある。なお，ラテックスアレルギー患者には，以下のように生活指導を行う[15]。① ゴム製品の一覧をわたすなどして，ゴム製品の回避の徹底を促す，② 医療機関を受診した際，ラテックスアレルギーを必ず申告する，③ ラテックス製品の使用禁止により，生活に支障が生じないように代替製品を紹介する。特に，医療従事者の場合，手袋を合成ゴム製に変更するように説明する，④ バナナ，クリ，アボカドなどの果物アレルギーを合併している可能性について注意喚起する。

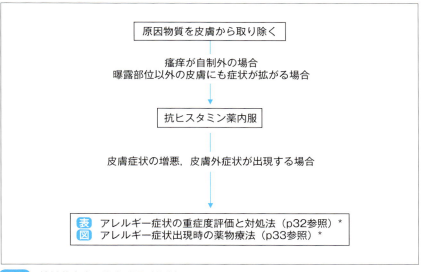

図3 接触蕁麻疹の治療手順（私案）
皮疹が曝露部位を超えて拡大する場合，重症度に応じた対症療法を検討する。

（筆者作成）

文献

1) Fisher AA : Contact dermatitis. Lea and Febiger, Philadelphia, 1973
2) Poonawalla T, Kelly B : Urticaria : a review. Am J Clin Dermatol **10** : 9-21, 2009
3) Magerl M, Altrichter S, Borzova E, et al : The definition, diagnostic testing, and management of chronic inducible urticarias-The EAACI/GA(2) LEN/EDF/UNEV consensus recommendations 2016 update and revision. Allergy **71** : 780-802, 2016
4) 山口絢子，猪又直子，広門未知子ほか：シーフードによる職業性の接触蕁麻疹と口腔アレルギー症候群の1例 アレルギー **56** : 49-53, 2007
5) Gimenez-Arnau AM, Maibach HI (eds) : Contact urticaria syndrome. 310p, CRC Press Taylor & Francis Group, Boca Raton, 2015
6) Lahti A : Non-immunologic contact urticaria. Animal tests and their relevance. Acta Derm Venereol Suppl (Stockh) **135** : 43-44, 1988
7) Oliver F, Amon EU, Breathnach A, et al : Contact urticaria due to the common stinging nettle (Urtica dioica)--histological, ultrastructural and pharmacological studies. Clin Exp Dermatol **16** : 1-7, 1991
8) Fischer TW, Bauer A, Hipler UC, et al : Non-immunologic contact urticaria from chrysanthemum confirmed by the CAST method. Complement-activated (C5a) cellular antigen stimulation test. Contact Dermatitis **41** : 293-295, 1999
9) Zhai H, Zheng Y, Fautz R, et al : Reactions of non-immunologic contact urticaria on scalp, face, and back. Skin Res Technol **18** : 436-441, 2012
10) Wakelin SH : Contact urticaria. Clin Exp Dermatol **26** : 132-136, 2001
11) Gimenez-Arnau A, Maurer M, De La Cuadra J, et al : Immediate contact skin reactions, an update of Contact Urticaria, Contact Urticaria Syndrome and Protein Contact Dermatitis -- "A Never Ending Story". Eur J Dermatol **20** : 552-562, 2010
12) Giménez-Arnau A : Contact urticaria and the environment. Rev Environ Health **29** : 207-215, 2014
13) Hjorth N, Roed-Petersen J : Occupational protein contact dermatitis in food handlers. Contact Dermatitis **2** : 28-42, 1976
14) Bhatia R, Alikhan A, Maibach HI : Contact urticaria : present scenario. Indian J Dermatol **54** : 264-268, 2009
15) 猪又直子：ラテックスアレルギー．p729-730，今日の治療指針 2013（山口徹，北原光夫，福井次矢総編），医学書院，東京，2013

IV 血管性浮腫

1. 特発性の血管性浮腫
2. 刺激誘発型の血管性浮腫
3. ブラジキニン起因性の血管性浮腫
4. 遺伝性血管性浮腫

1 特発性の血管性浮腫

沼田　智史，岩本　和真，高萩　俊輔
広島大学大学院医系科学研究科皮膚科学

1. 概念・特徴

　血管性浮腫とは，皮膚・粘膜の限局した範囲に生じる一過性の深在性の浮腫を指す（図1）。かゆみや痛みの自覚症状に乏しい浮腫が突然に出現して，数日以内に跡形なく消退する。好発部位は口唇や眼瞼などの顔面で，気道粘膜に強い浮腫を生じると窒息の危険がある。その病態は，肥満細胞の活性化，あるいは血中ブラジキニン濃度の上昇により血管透過性が亢進して血漿成分が組織中に漏出することに起因する。「特発性の血管性浮腫」，「刺激誘発型の血管性浮腫」，「ブラジキニン起因性の血管性浮腫」，「遺伝性血管性浮腫（hereditary angioedema：HAE）」の4病型に分類され（表1）[1]，前二者は肥満細胞に関連した血管性浮腫で，後二者はブラジキニンに関連した血管性浮腫である。

　特発性の血管性浮腫は，浮腫を生じる直接的な誘因や遺伝子異常がなく，自発的に症状を繰り返す血管性浮腫と定義され，その頻度は血管性浮腫全体の約半数を占める。局所の肥満細胞から遊離されたメディエーターにより症

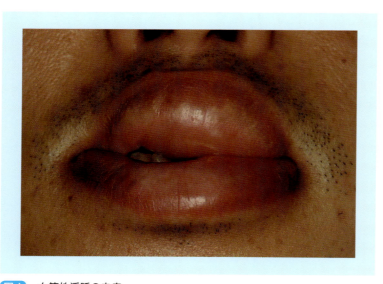

図1　血管性浮腫の皮疹
　上下口唇左側に深在性の浮腫が出現している。症状出現3日後には跡形なく消退した。
（筆者提供）

表1　血管性浮腫の病型分類と病態

病型	病態	蕁麻疹の合併
特発性の血管性浮腫	・肥満細胞／ヒスタミンに起因 ① 特発性 ② アレルギー性	ありうる
刺激誘発型の血管性浮腫	③ NSAIDs 不耐症 ④ 物理的刺激（物理性蕁麻疹に伴う） ⑤ 発汗刺激	ありうる
ブラジキニン起因性の血管性浮腫	・ACE 阻害薬内服による 　ブラジキニンの代謝障害 ・骨髄増殖性疾患による C1-INH の消耗， 　抗 C1-INH 自己抗体 など	なし
遺伝性血管性浮腫	・C1-INH 遺伝子の変異／欠損・ 　その他の遺伝子異常	なし

血管性浮腫の病態は，肥満細胞，あるいはブラジキニンに関連した機序に起因する。通常，後者の症状出現時には蕁麻疹を伴わない。
（文献 1 より引用改変）

状が惹起され，しばしば特発性の蕁麻疹に伴うことから，特発性の蕁麻疹と血管性浮腫は共通の病態基盤に起因し，症例ごとに蕁麻疹あるいは血管性浮腫単独，または両方を症状として発現すると考えられる。ただし，特発性の血管性浮腫は通常，数日以上の間隔を開けて間欠的に出現する点で，毎日規則的に出没する特発性の蕁麻疹とは経過が異なる。また，他病型の血管性浮腫とは異なり，通常，呼吸器症状やアナフィラキシーを伴うことはない。治療は特発性の蕁麻疹に準じて抗ヒスタミン薬を中心とした薬物治療が行われる。

2. 診断・鑑別（図2）

　まず血管性浮腫の診断を確認するが，その際にはかゆみや痛みの自覚症状に乏しい浮腫が突然に出現して半日～数日以内に自然消退する一過性の病変であることが手がかりとなる。診察時には浮腫が消退していることもあり，患者や家族が症状の写真を撮影していれば，診断の際にたいへん参考になる。症状が血管性浮腫に類似していても，浮腫が1週間以上持続する場合，浮腫の範囲や程度の日内変動を認める場合や，色素沈着を残す浮腫は，血管性浮腫の可能性は低い。血管性浮腫に類似した皮疹を呈する疾患として，虫刺症，蜂窩織炎，丹毒，episodic angioedema with eosinophilia，Wells 症候群，肉芽腫性口唇炎／眼瞼炎などがあり，かゆみや疼痛などの自覚症状の有無，発熱の有無，好酸球増多および炎症反応の上昇の有無から鑑別する。

　血管性浮腫の診断後はその病型を確定する。特発性の血管性浮腫の病型診断には，外来抗原や薬物などにより症状が誘発される刺激誘発型の血管性浮腫，アンジオテンシン変換酵素阻害薬（ACE 阻害薬）などによるブラジキニン起因性の血管性浮腫およびHAEを除外する必要がある。刺激誘発型の血管性浮腫については，症状を誘発する薬剤・食物などの原因物質や発汗刺激，物理的刺激（寒冷，温熱，日光，振動など）の有無を問診して鑑別するが，疑わしい原因物質や刺激がある場合にはⅠ型アレルギーの検査や当該物

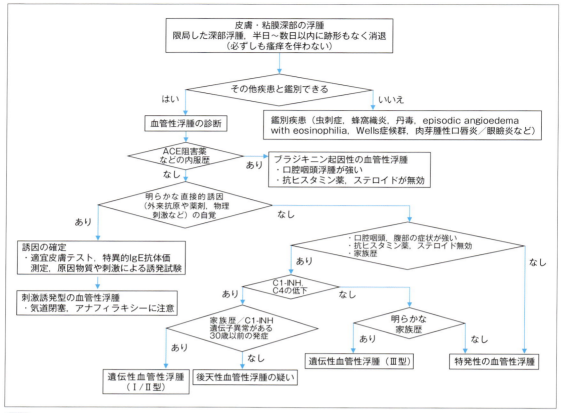

図2 血管性浮腫の診断手順
血管性浮腫の診断後は，明らかな原因の有無と，遺伝性血管性浮腫の可能性を検討し，疑われる病型の診断確定のための検査を行う。

(筆者作成)

質や刺激による負荷試験を行う。ブラジキニン起因性の血管性浮腫やHAEに関しては，ACE阻害薬などの血管性浮腫の誘因となる薬剤の内服歴や，血管性浮腫や窒息死の家族歴を聴取し，血液検査［(C4, C1 inhibitor：C1-INH)］を行って鑑別する。アナフィラキシーを伴う場合には刺激誘発型の血管性浮腫を，浅在性の蕁麻疹を伴わない場合や抗ヒスタミン薬が無効の場合，口腔内〜咽喉頭や消化管粘膜の強い浮腫を伴う場合にはブラジキニン起因性の血管性浮腫やHAEを慎重に鑑別することが大切である。

3. 検査

特発性の血管性浮腫を診断するために必要な検査はない。しかし，前項に挙げた他の疾患との鑑別に必要な場合には，末梢血，一般生化学検査を行う。また，血管性浮腫の病型診断において，原因として疑われる物質や刺激がある場合には刺激誘発型の血管性浮腫を除外する目的で，皮内テストやプリックテスト，特異的IgE抗体価などのI型アレルギー検査や，必要に応じて当該物質や刺激による負荷試験を行う。HAEを鑑別するためにC4, C1-INH活性を検査する。

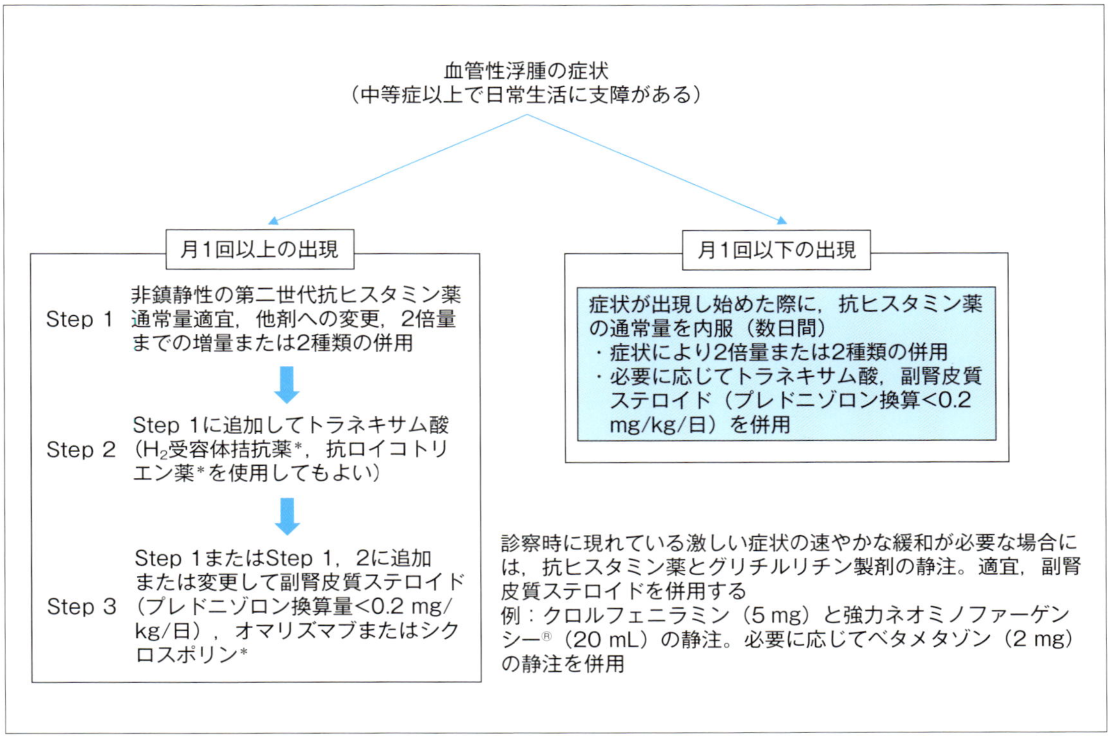

```
                    血管性浮腫の症状
              （中等症以上で日常生活に支障がある）

         ┌──────────────┴──────────────┐
         ▼                             ▼
   月1回以上の出現                  月1回以下の出現
```

Step 1	非鎮静性の第二世代抗ヒスタミン薬通常量適宜，他剤への変更，2倍量までの増量または2種類の併用	症状が出現し始めた際に，抗ヒスタミン薬の通常量を内服（数日間） ・症状により2倍量または2種類の併用 ・必要に応じてトラネキサム酸，副腎皮質ステロイド（プレドニゾロン換算<0.2 mg/kg/日）を併用
Step 2	Step 1に追加してトラネキサム酸（H$_2$受容体拮抗薬*，抗ロイコトリエン薬*を使用してもよい）	
Step 3	Step 1またはStep 1, 2に追加または変更して副腎皮質ステロイド（プレドニゾロン換算量<0.2 mg/kg/日），オマリズマブまたはシクロスポリン*	

診察時に現れている激しい症状の速やかな緩和が必要な場合には，抗ヒスタミン薬とグリチルリチン製剤の静注。適宜，副腎皮質ステロイドを併用する
例：クロルフェニラミン（5 mg）と強力ネオミノファーゲンシー®（20 mL）の静注。必要に応じてベタメタゾン（2 mg）の静注を併用

＊：蕁麻疹に対する保険適用なし

図3　特発性の血管性浮腫に対する薬物治療手順
特発性の蕁麻疹に準じて薬物治療を行うが，症状の出現頻度や重症度に応じて治療内容を決定する。

（筆者作成）

4. 治療（図3）

　特発性の血管性浮腫の治療の基本は，誘因・悪化因子の回避と抗ヒスタミン薬を中心とした薬物治療からなる。疲労・ストレス・感染により症状が悪化することが多く，それぞれの症例の誘因・悪化因子を探索し，それを回避する。薬物治療は特発性の蕁麻疹に準じて行われ，抗ヒスタミン薬を基本とした薬剤の内服を継続する。個々の症状の程度と出現頻度により病勢を評価し，その鎮静化に合わせて内服薬を段階的に調整する。具体的な手順としては，軽度の浮腫であれば経過観察して自然消退を待ってもよいが，中等症以上で日常生活に支障をきたす症状が1カ月に1回以上出現する場合には，抗ヒスタミン薬を毎日定期的に内服することで予防的に治療する。通常量の抗ヒスタミン薬で効果不十分の場合には，倍量までの増量や他の抗ヒスタミン薬を併用する。その他，補助的治療薬としてトラネキサム酸が有効である[2]が，特発性の蕁麻疹に有効な抗ロイコトリエン薬[3]やH$_2$受容体拮抗薬[4]の効果も期待される。症状が重症である場合にはステロイド内服を数日間併用する。難治例ではシクロスポリンも試みてよい治療法ではあり，オマリズマブによる治療には比較的強いエビデンスがある[5]。症状の出現頻度が1カ月に1回以下の場合は，薬剤の定期的な内服はせず，症状が出現し始めた際に症状に応じて抗ヒスタミン薬，トラネキサム酸，ステロイド内服を投与する。

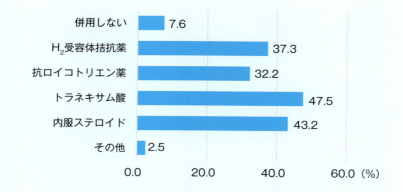

アンケート　特発性の血管性浮腫の治療において抗ヒスタミン薬の効果が不十分な場合に併用する薬剤はあるか（複数回答可，n=118）

- 併用しない：7.6
- H_2受容体拮抗薬：37.3
- 抗ロイコトリエン薬：32.2
- トラネキサム酸：47.5
- 内服ステロイド：43.2
- その他：2.5

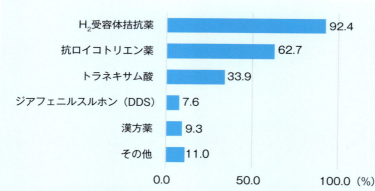

アンケート　慢性蕁麻疹の治療において，抗ヒスタミン薬の効果が不十分な場合に併用する補助的治療薬（複数回答可，n=118）

- H_2受容体拮抗薬：92.4
- 抗ロイコトリエン薬：62.7
- トラネキサム酸：33.9
- ジアフェニルスルホン（DDS）：7.6
- 漢方薬：9.3
- その他：11.0

　特発性の血管性浮腫の治療において，抗ヒスタミン薬の効果が不十分な場合に併用する薬剤はあるか。慢性蕁麻疹と比較すると，特発性の血管性浮腫では，H_2受容体拮抗薬や抗ロイコトリエン薬を併用する回答が少なく，トラネキサム酸を併用する回答が多かった。特発性の血管性浮腫に対して，これらの薬剤の有効性のエビデンスは乏しいが，トラネキサム酸については小規模のランダム化比較試験による有効性の報告がある。

　本アンケート調査は，わが国で抗ヒスタミン薬に抵抗性の血管性浮腫に対して，しばしばトラネキサム酸が用いられていることを反映した結果と考えられる。また，内服ステロイド併用の回答が多かったが，特発性の血管性浮腫に対する内服ステロイドの有効性を支持するエビデンスはない。

　血管性浮腫は基本的に間欠的に現れるため，ステロイドは発作時の早期の症状軽減効果を期待する頓用として選択されている可能性はあるが，頻回の発作に対する連用や発作予防は副作用の観点から慎むべきである。

5. 生活指導・見通し

　特発性の血管性浮腫は限局性の一過性の病変で，予後良好な疾患である。しかし，顔面に生じた浮腫は整容的な問題となり，患者QOL（quality of life）に与える影響は大きい。薬物治療に加えて，疲労・ストレス・感染などのそれぞれの症例における誘因・悪化因子を検討し，それを回避するように指導する。また，特発性の血管性浮腫は，刺激誘発型の血管性浮腫やブラジキニン起因性の血管性浮腫，HAEの除外により診断されるが，実際は完全な否定は困難である。そのため，特発性の血管性浮腫では基本的に気道症状やアナフィラキシーはきたさないが，比較的症状が強い顔面の浮腫が進行性である場合には，気道閉塞の可能性やアナフィラキシーの前駆症状である可能性も考慮して対応する必要があり，速やかに医療機関を受診するように指導する。

文献
1) 秀道広, 森桶聡, 福永淳ほか（日本皮膚科学会蕁麻疹診療ガイドライン改定委員会）：日本皮膚科学会ガイドライン, 蕁麻疹診療ガイドライン2018. 日皮会誌 128：2503-2624, 2018
2) Munch EP, Weeke B：Non-hereditary angioedema treated with tranexamic acid. A 6-month placebo controlled trial with follow-up 4 years later. Allergy **40**：92-97, 1985
3) Nosbaum A, Braire-Bourrel M, Dubost R, et al：Prevention of nonsteroidal inflammatory drug-induced urticaria and/or angioedema. Ann Allergy Asthma Immunol **110**：263-266, 2013
4) Klemp P, Staberg B, Agdal N, et al：Successful treatment of cold angio-oedema by H2-antihistamine therapy. Acta Derm Venereol **63**：262-264, 1983
5) Zazzali JL, Kaplan A, Maurer M, et al：Angioedema in the omalizumab chronic idiopathic/spontaneous urticaria pivotal studies. Ann Allergy Asthma Immunol **117**：370-377.e1, 2016

2 刺激誘発型の血管性浮腫

岡本真由美，高萩　俊輔
広島大学大学院医系科学研究科皮膚科学

1. 概念・特徴

　刺激誘発型の血管性浮腫は，外来物質の摂取あるいは物理的刺激により皮膚や粘膜の深部に一過性の浮腫を生じるものをいう。血管性浮腫のなかでは特発性の血管性浮腫に次いで頻度が高く，全血管性浮腫患者の 24 ％を占める。食物などの外来抗原，薬剤［ペニシリン・セフェム系抗菌薬，非ステロイド性抗炎症薬（non-steroidal anti-inflammatory drugs：NSAIDs）など］が主な原因であり，その他に寒冷，温熱，日光，振動などの物理的刺激や発汗刺激も誘因となる。その病態は，蕁麻疹同様，肥満細胞に関連した機序で，原因刺激により肥満細胞が活性化され，遊離されたヒスタミンなどのメディエーターにより浮腫が惹起される。症状は，原因刺激の曝露後 1 時間以内に，急速に口唇や眼瞼などの顔面に限局性の浮腫を生じる。NSAIDs 不耐症や抗原の吸収に時間を要するものでは，数時間以上遅れて症状が出現することもある。本病型の血管性浮腫は単独で出現することがあるが，多くは浅在性の蕁麻疹に伴い，時にアナフィラキシーの部分症状として生じる。

　物理的刺激による血管性浮腫は，当該刺激が加わった部位に血管性浮腫を生じる場合と，広範囲の強い刺激への曝露により，惹起される重篤な全身症状の部分症状として血管性浮腫を生じる場合がある。前者としては，日光曝露による血管性浮腫[1]や，寒冷蕁麻疹患者が冷えた飲食物を摂取した際の口腔咽頭の血管性浮腫，振動性血管性浮腫が挙げられる。振動性血管性浮腫はまれな病型で，ジョギング，激しくタオルで体を拭く動作や芝刈り機による振動刺激を受けた部位に深部の浮腫が誘発される。その他の物理性蕁麻疹については，調べ得た限り被刺激部位に血管性浮腫が誘発された報告はない。一方，寒冷，温熱，日光による物理性蕁麻疹患者が，広範囲に強い刺激に曝露されることで重度の症状が誘発された場合には，初期症状として血管性浮腫を合併してアナフィラキシーへと発展することや，アナフィラキシーの部分症状として血管性浮腫を呈することがある。コリン性蕁麻疹の患者の一部でも，発汗刺激で蕁麻疹が誘発されるとともに眼瞼の血管性浮腫を生じることがあり，その場合はアナフィラキシーを合併することが多い[2]。

　食物摂取によりアレルギー反応が誘発される場合，通常は皮膚症状として蕁麻疹が出現し，重篤な場合には血管性浮腫を伴うこともある。しかし，加水分解小麦含有石鹸の使用により発症した小麦による食物依存性運動誘発アナフィラキシーでは，当該石鹸使用時および小麦摂取時に，蕁麻疹よりもむ

しろ眼瞼の血管性浮腫を呈することが多いことが特徴である。口腔アレルギー症候群では，原因食物を摂取した際に，口腔咽頭のみならず，顔面の血管性浮腫を生じることもある。

2. 診断・鑑別

　血管性浮腫は，かゆみや痛みの自覚症状に乏しい浮腫が突然に出現し，半日から数日以内に跡形なく消退するという典型的な経過から診断される。血管性浮腫の診断後はさらにその病型を確定するが，刺激誘発型の血管性浮腫を診断する意義は，この病型は症状の原因を同定，除去することで発作を回避できること，ブラジキニンに関する血管性浮腫とは病態が異なり，治療に使用する薬剤の種類と治療に対する反応性が異なることにある。刺激誘発型の血管性浮腫は，一般に症状出現が急速であり，表在性の蕁麻疹を合併しうること，重症の場合にはアナフィラキシー症状を合併することが特徴である[3]。病型診断のプロセスにおいては，これらに注意して症例ごとの経過や皮疹の性状を把握するとともに，症状を誘発する原因物質（薬剤・食物など），発汗刺激・物理的刺激（振動，寒冷，日光など）の有無を聴取する（図1）。疑わしい誘因がある場合には，I型アレルギー反応を検証するための皮膚テストや特異的IgE抗体の測定，それぞれに応じた誘発試験を行うことで原因を同定し，診断を確定する。アスピリンに代表されるNSAIDsによる不耐症の場合では，血管性浮腫が蕁麻疹を伴うことなく単独で出現することもある。血管性浮腫が単独に出現し，直接的な誘因がない場合は，アンジオテンシン変換酵素（ACE）阻害薬などの薬剤の使用やC1インヒビター（C1 inhibitor：C1-INH）の量的質的低下によるブラジキニンに関連する血管性浮腫を想定し，血管性浮腫あるいは窒息死の家族歴と薬歴の聴取，C1-INHの検査を行う。

3. 検査

　外来抗原や薬剤による血管性浮腫は，IgE介在性のI型アレルギー反応により生じることが多く，皮膚テスト（プリックテスト，スクラッチテスト，皮内テスト）や特異的IgE抗体価の測定により原因を同定し，診断することができる。一方，NSAIDsによる血管性浮腫の多くは，シクロオキシゲナーゼ（cyclooxygenase：COX）-1阻害による非アレルギー性の薬理学的作用に起因し，皮膚テストや特異的IgE抗体価からはその過敏性を検出することはできないため，必要に応じて内服負荷試験を行う。また，物理的刺激や発汗刺激による血管性浮腫が疑われる場合には，病歴から疑われる原因刺激を用いた誘発試験を行うことで診断する。各刺激に応じた誘発試験の方法は，刺激誘発型の蕁麻疹の項（III）を参照いただきたい。振動性血管性浮腫を疑う際は，前腕をvortex mixerに接触させて1,000 rpmの回転数で5～10分の振動負荷をかける。負荷後10分から数時間で前腕の腫脹が誘発されることで診断する[4,5]。

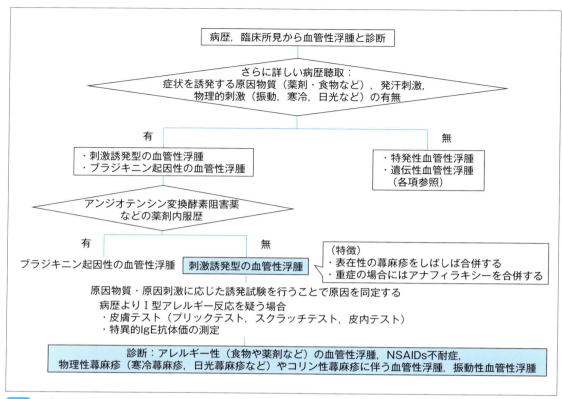

図1 刺激誘発型の血管性浮腫の診断手順
症状を誘発する物質や刺激を有し，かつアンジオテンシン変換酵素などの薬剤内服歴がない場合，診断できる．

(筆者作成)

4. 治療（図2）

　本病型の血管性浮腫の治療は，それぞれに対応する蕁麻疹病型に準ずる．基本的には，症状を誘発する原因物質や刺激を同定し回避することで症状の出現を抑える．しかし，日常生活では寒冷，温熱，日光などの物理的刺激や発汗刺激を十分に回避することが困難なこともあり，その場合は抗ヒスタミン薬を中心とした薬物治療を行い，生活に支障のない程度に症状を抑制することを目標とする．

　文献的には，刺激誘発型の血管性浮腫に対する抗ヒスタミン薬の有用性が期待される．H_2受容体拮抗薬や抗ロイコトリエン薬，トラネキサム酸を併用してもよいが，エビデンスには乏しい．日光曝露による血管性浮腫では，プレドニゾロン 20 mg/日では予防効果がなく，それ以上で効果があるという報告もある[6]が，本病型に対する長期的な症状の抑制効果を期待したステロイド投与は副作用の観点から推奨できない．

　一部のアレルギー性，物理的刺激，発汗刺激を原因とする血管性浮腫では，対応する蕁麻疹同様に原因刺激に意図的に曝露することにより症状の軽減を図ること（寛容誘導）を期待しうるが，エビデンスは乏しい．また，個々の症例の過敏性や刺激の強さ・範囲によっては，呼吸器症状（呼吸困難，喘息），消化器症状（嘔気・嘔吐，腹痛，下痢），ショック（血圧低下，

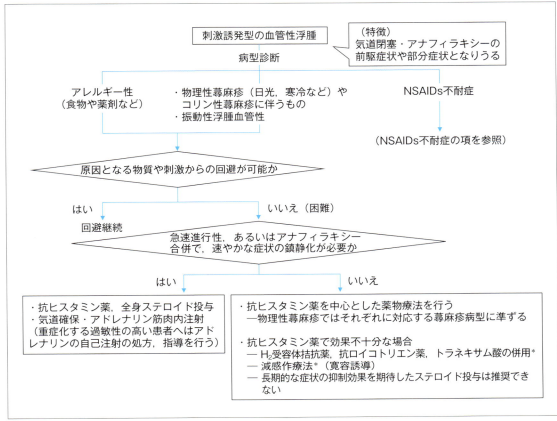

*：エビデンスに乏しい治療

図2　刺激誘発型の血管性浮腫の治療手順
原因物質や刺激からの回避が基本であるが，困難な場合，症状の程度に応じた治療を行う。

（筆者作成）

意識障害）などが出現することもあり，急性症状には速やかにアドレナリンの筋肉内注射や全身ステロイド投与を行う。いずれの原因であれ，重症の気道浮腫に対しては，時期を逸することなく気管挿管や輪状甲状間膜切開などにより気道を確保する。

5. 生活指導・見通し

本病型の血管性浮腫の患者指導は，それぞれに対応する蕁麻疹病型に準じ，できる限り誘因となる刺激を回避することを基本とする。

アレルギー機序による血管性浮腫では，単に原因抗原を同定するのみならず，抗原の熱安定性や物質間の交差反応を考慮した指導が必要であり，不要な食物制限は避ける。薬剤によるもののうち，NSAIDs不耐症に伴う血管性浮腫では，薬剤の化学的構造の類似性や剤型によらず，多くのNSAIDsが使用できないことが多い。しかし，必ずしもすべての解熱鎮痛剤が使用不可とは限らず，一般にCOX-2選択性が高い薬剤は相対的に安全性が高く，使用できる薬剤には個人差もある。

本病型の血管性浮腫は，気道閉塞や，アナフィラキシーの前駆症状や部分症状となりうるため，症状が急速に進行して呼吸器症状や全身症状へと発展する過敏性の高い症例では，発作に備えてアドレナリンの自己注射を処方し，使用するタイミングについて患者や家族に指導する。

文献

1) Luther CA, Lim HW：Solar Angioedema：a report of a patient and a review of literature. Photodermatol Photoimmunol Photomed doi: 10.1111/phpp.12445, 2018
2) Washio K, Fukunaga A, Onodera M, et al：Clinical characteristics in cholinergic urticaria with palpebral angioedema: Report of 15 cases. J Dermatol Sci **85**：135-137, 2017
3) Bernstein JA, Cremonesi P, Hoffmann TK, et al：Angioedema in the emergency department：a practical guide to differential diagnosis and management. Int J Emerg Med **10**：15, 2017
4) 小猿恒志，五木田麻里，堀川達弥：振動による血管性浮腫（振動蕁麻疹）の1例．日皮免疫アレルギー会誌 **1**：111-115, 2018
5) Magerl M, Altrichter S, Borzova E, et al：The definition, diagnostic testing, and management of chronic inducible urticarias - The EAACI/GA(2) LEN/EDF/UNEV consensus recommendations 2016 update and revision. Allergy **71**：780-802, 2016
6) Calzavara-Pinton P, Sala R, Venturini M, et al：Local angioedema following sun exposures：a report of five cases. Int Arch Allergy Immunol **153**：315-320, 2010

3 ブラジキニン起因性の血管性浮腫

齋藤　怜，森桶　聡，高萩　俊輔
広島大学大学院医系科学研究科皮膚科学

1. 概念・特徴

　ブラジキニン起因性の血管性浮腫は，血中に増加したブラジキニンが血管に作用し皮膚や粘膜の深部に浮腫を生じるもので，その病態は薬剤によるブラジキニンの分解低下や，後天的要因によるブラジキニンの産生亢進により，血中ブラジキニン濃度が上昇することに起因する。ブラジキニンの産生はC1インヒビター（C1 inhibitor：C1-INH）により制御され，生じたブラジキニンはアンジオテンシン変換酵素（angiotensin converting enzyme：ACE）により分解される。C1-INHあるいはACEが量的または質的に低下すると，血中で増加したブラジキニンが血管内皮細胞のブラジキニンB_2受容体に結合することで，血漿成分が漏出して浮腫が惹起される。先天的に，C1-INH活性が低下する遺伝性血管性浮腫（hereditary angioedema：HAE）の症状誘発もブラジキニンに起因するが，診断，検査，治療の点で特徴があるため，「蕁麻疹診療ガイドライン2018」[1]では独立した病型として扱われており，本書でも本病型とは区別し，次項に記載した。本病型の主たる原因は薬剤であり，ACE阻害薬によるブラジキニン分解抑制を機序としたものが代表的である。そのほかにアンジオテンシンⅡ受容体拮抗薬（angiotensinⅡreceptor blocker：ARB），エストロゲン，線溶系酵素（プラスミノーゲンアクチベーター，ストレプトキナーゼなど），DPP-4阻害薬でもブラジキニンが関与した血管性浮腫を生じる。まれに骨髄増殖性疾患に伴う過剰消費や自己抗体により後天的にC1-INHが低下すること（後天性血管性浮腫）もある。

2. 診断・鑑別

　浮腫発現時の臨床像のみから血管性浮腫の病型を診断することは難しい。本病型の病型診断には，まずは詳細な病歴聴取を行って，発症年齢，血管性浮腫の家族歴，血管性浮腫を生じうる内服薬摂取の有無を確認する（図）。ACE阻害薬による場合，多くは内服開始後1週間以内に発症するが，症例によっては最短で服用1時間後，最長で10年以上のこともあるため，内服期間にかかわらず被疑薬となる[2]。血管性浮腫を生じうる薬剤の内服歴がない場合には，血管性浮腫の家族歴や発症年齢，C4値，C1-INH活性値からHAEを鑑別する。まれにC1-INHの異常を伴わないHAE（Ⅲ型）があるた

め，C1-INH 活性か低下していない場合でも家族歴がある場合には慎重に診断する。浮腫発現時に皮膚の膨疹を伴う場合（蕁麻疹の合併例），特定の刺激や負荷で再現性をもって誘発される場合，これまでの経過から抗ヒスタミン薬やステロイド全身投与が有効であった症例は，ヒスタミンが主なメディエーターである血管性浮腫（特発性の血管性浮腫，刺激誘発型の血管性浮腫）が疑われる。HAE が除外でき，外傷，歯科治療，手術侵襲，感染，月経，疲労などを誘因として眼瞼，口唇，手指などに突然出現し，2～3日間かけて徐々に消退するという特徴的なエピソードがある場合は，ブラジキニンを主なメディエーターとする本病型であることが示唆される。それに加え，血管性浮腫を生じる薬剤の摂取がある場合や，骨髄増殖性疾患や自己免疫性疾患などが背景にあり，後天的に C1-INH の量や活性が低下している可能性が疑われる場合にはより確証がもてる。ACE 阻害薬による血管性浮腫では，口腔，喉頭浮腫による気道閉塞のために，気管内挿管や気道切開を必要とする症例や死亡例もあるため，原因の鑑別を迅速に行う必要がある。その他，血管性浮腫の鑑別の詳細については特発性の血管性浮腫の項（Ⅳ-1）の診断手順を参照されたい。

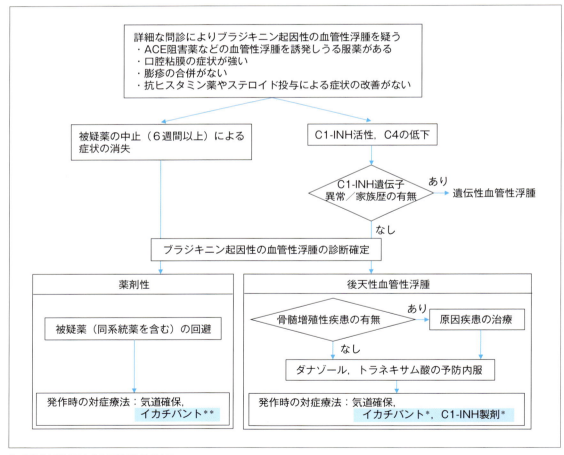

＊：有効性に関する十分なエビデンスはない
＊＊：有効性に関して相反する意見がある

図　ブラジキニン起因性の血管性浮腫の診療手順
　薬剤性とその他の原因によるものを大別し，治療方針を決める。

（筆者作成）

3. 検査

　本病型に特異的なスクリーニング検査は確立していない．十分な病歴聴取で本病型を疑い，なおかつその原因として薬剤の可能性が疑われる場合には，被疑薬の内服を中止し，症状の再発の有無を確認する．I型アレルギー反応をみるプリックテストや，IV型アレルギーの検査であるDLST（drug-induced lymphocyte stimulation test）は有用ではない．C1-INH活性，C3，C4，C1qの測定は，薬剤性以外の血管性浮腫との鑑別に役立つ．薬剤性を除くブラジキニン起因性の血管性浮腫ではC4，C1-INH活性が低値となる．さらに，骨髄増殖性疾患や自己抗体による場合には，C1qが低値であることが参考になるが，HAEの一部でもC1qの低下を認めることがある．また，骨髄増殖性疾患による血管性浮腫を除外するため，CTや内視鏡検査などの全身検索と，血液中の免疫グロブリン（IgG，IgA，IgM）の上昇や，血清・尿中のM蛋白の有無を検査する．抗C1-INH自己抗体の検出については標準的な検査はなく，実験室でウェスタンブロット，ELISA法などを用いて確認する．症状誘発時で喉頭浮腫などによる気道狭窄が疑われる場合には，喉頭ファイバーで浮腫の程度を評価する．ただし，その操作自体が粘膜を刺激して症状を悪化させる可能性があるため愛護的に行うことが必要である．

4. 治療

　薬剤に起因する場合は処方医へコンタクトをとり，被疑薬の中止ないし他系統の薬剤への変更を依頼する（図）．ACE阻害薬は薬剤中止後も組織中に約3週間停留するため，代替薬の安全性を判断するにはACE阻害薬中止から6週間以上経過して代替薬を開始することが推奨されている[3]．ARBも血管性浮腫の誘因となるため，わが国のガイドラインでは，この病型の血管性浮腫患者の高血圧治療には他の薬剤を使用することが望ましいとされている[1]．一方で，ACE阻害薬からARBに変更した患者での血管性浮腫の発症率は1.5〜10％で，さらにこのなかの一定数の患者は，前述のACE阻害薬の停留により症状が現れたと推測されるため，必ずしもARBを忌避する必要はないという見解もある[4]．それゆえにACE阻害薬による血管性浮腫の既往のある患者におけるARBの使用は，他の系統の薬剤で高血圧のコントロールが難しい場合に限り，処方医や患者と十分に協議したうえで慎重に行うべきであろう．また，骨髄増殖性疾患などの原因疾患がある場合はその治療を行うが，原因疾患の治療が困難な場合には，ダナゾールやトラネキサム酸の予防内服により発作の頻度と程度の軽減を図る（図）．

　発作時の対症療法として確立したものはない．本病型はブラジキニン起因性であるため，抗ヒスタミン薬やステロイド投与の有効性は低い．ACE阻害薬内服中の血管性浮腫に対して，イカチバント（フィラジル®：ブラジキニンB_2受容体拮抗薬）の効果が期待できるが，その有効性に関しては一定の見解が得られていない[5]．後天性血管性浮腫の患者に対して，C1-INH製剤（ベリナート®P）やイカチバントが有効であったとの報告があり[6]，発

作時に試みてもよい治療である．いずれの原因であれ，重症の気道浮腫に対しては，時期を逸することなく気管挿管や輪状甲状間膜切開などによる気道確保の処置を行う．

5. 生活指導・見通し

　薬剤性の血管性浮腫では，発作を乗り切ることができれば，原因となる薬剤の同定と投与中止により治癒が見込める．薬剤性のブラジキニン起因性の血管性浮腫の主な原因はACE阻害薬であるが，ARB，DPP-4阻害薬なども血管性浮腫の誘因となるため，高血圧や糖尿病などの他の疾患で病院を受診する際には，薬剤により血管性浮腫を生じた既往があることを担当医へ伝えるよう指導する．また，原因疾患の治療が困難な血管性浮腫患者に対しては，口唇，舌，頸部の腫脹，咽頭違和感，嗄声，呼吸苦などの症状が生じた場合には，速やかに医療機関を受診するよう指導する．

文献
1) 秀道広, 森桶聡, 福永淳ほか（日本皮膚科学会蕁麻疹診療ガイドライン改定委員会）：日本皮膚科学会ガイドライン, 蕁麻疹診療ガイドライン2018. 日皮会誌 **128**：2503-2624, 2018
2) 長島真由美, 蒲原毅, 相原道子ほか：アンギオテンシン転換酵素阻害薬・アンギオテンシンII受容体拮抗薬による血管性浮腫の本邦報告例の検討. J Environ Dermatol Cutan Allergol **6**：14-21, 2012
3) Stone C Jr, Brown NJ：Angiotensin-converting Enzyme Inhibitor and Other Drug-associated Angioedema. Immunol Allergy Clin North Am **37**：483-495, 2017
4) Beavers CJ, Dunn SP, Macaulay TE：The role of angiotensin receptor blockers in patients with angiotensin-converting enzyme inhibitor-induced angioedema. Ann Pharmacother **45**：520-524, 2011
5) Baş M, Greve J, Stelter K, et al：A randomized trial of icatibant in ACE-inhibitor-induced angioedema. N Engl J Med **372**：418-425, 2015
6) Marbán Bermejo E, Caballero T, López-Trascasa M, et al：Acquired angioedema with anti-C1-inhibitor autoantibodies during assisted reproduction techniques. J Investig Allergol Clin Immunol **28**：62-64, 2018

4 遺伝性血管性浮腫

岩本　和真[1]，高萩　俊輔[1]，秀　道広[2]
1）広島大学大学院医系科学研究科皮膚科学
2）広島大学大学院医系科学研究科皮膚科学 教授

1. 概念・特徴

　遺伝性血管性浮腫（hereditary angioedema：HAE）はC1インヒビター（C1 inhibitor：C1-INH）遺伝子（*SERPING1*）の異常による遺伝疾患であり，皮膚や消化管に突発的な浮腫を引き起こす疾患である。HAEの症状の特徴としては，10〜20歳台ごろより繰り返す原因不明の浮腫と，家族歴があることが挙げられる。浮腫の誘因としては，外傷，感冒，月経などがあるが，不明な場合もある。家族歴については，20〜25％は家族歴のない孤発例であるため，その有無のみではHAEを除外できない。生命にかかわる重篤な浮腫を引き起こすこともあるため，早期にHAEと診断し，発作時にはC1-INH製剤やブラジキニンB_2受容体拮抗薬による治療を行うことが重要である。特徴を以下にまとめる[1,2]。

- 繰り返す皮下および粘膜下浮腫（図1a）[3]
- 消化器症状（腹痛，吐き気，嘔吐）
- 喉頭浮腫（図1b）[4]
- 外傷や抜歯などの肉体的ストレス，妊娠，生理，薬物などで誘発される
- 家族歴（ただし約25％は孤発例）
- 浮腫のメディエーターはブラジキニン（抗ヒスタミン薬は効果がない）

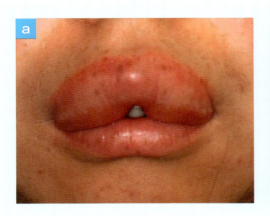 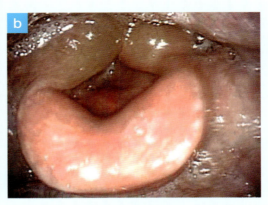

図1　遺伝性血管浮腫の発作
上口唇に著明な腫脹（a），喉頭ファイバースコピー検査で確認された喉頭浮腫（b）。

（文献3，4より引用）

2. 診断・鑑別

　血管性浮腫は遺伝子異常以外にもさまざまな原因により生じるが，どの病型でも類似の臨床症状を呈するため，視診のみでの鑑別はできない。また，肥満細胞の活性化が主な病態である蕁麻疹と異なり，HAEではブラジキニンが浮腫を引き起こすメディエーターであり，通常蕁麻疹（膨疹）は伴わない。

　繰り返す突然の皮下の浮腫や，原因不明の腹痛などの消化管症状の既往があるなどHAEが疑われる場合には，スクリーニング検査として補体C4とC1-INH活性を測定する（C1-INH濃度は保険適用外）。C4は有用なマーカーであり，発作時には多くの場合で低下している[2]。さらにC1-INH活性が低下（多くは測定感度以下）していればHAEと診断できる（図2）[1]。ただし，HAE with normal C1-INH（Ⅲ型）の症例の報告もあるため，C1-INH活性が低下していない場合でも家族歴がある場合には慎重に診断する。わが国からプラスミノーゲンの遺伝子異常を伴う家系が報告されている[5]。

　HAE以外の血管性浮腫の病型とは，蕁麻疹合併の有無や薬歴などの問診およびC1-INH活性などの検査を行い鑑別する。診断の詳細は前章を参照されたい。その他，血管性浮腫以外に口唇の腫脹が持続する疾患として肉芽腫疾患（肉芽腫性口唇炎など）があり，初期は血管性浮腫と鑑別は難しい。経

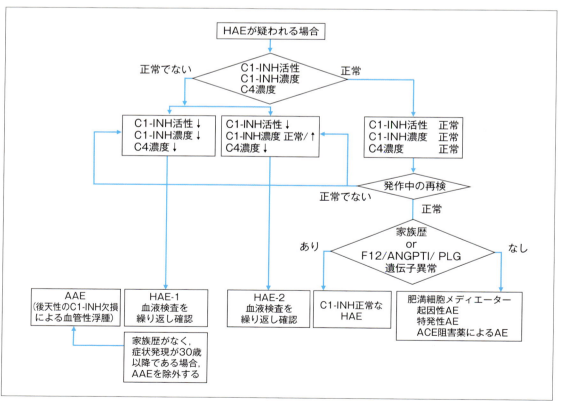

AE：血管性浮腫，HAE：遺伝性血管性浮腫，AAE：後天性血管性浮腫，F12：factor Ⅻ，ANGPTI：angiopoietin-1，PLG：plasminogen

図2　遺伝性血管性浮腫の診断手順
　C1-INH活性，C4濃度や家族歴などに基づいて診断を進める。

（文献1より引用改変）

過とともに持続性の腫脹となることや，病理組織検査で類上皮細胞肉芽腫を認めることで区別できる。

3. 治療

HAE の治療については，発作への対応，短期予防（手術や検査など浮腫の誘発が予想される場合に備える），長期予防（発作出現を減らす）の3つの観点より計画する（図3）。また，治療と並行して家系内の HAE 患者のスクーリング（ファミリーテスト）を行い，早期発見を行う。急性発作に使用する C1-INH 製剤やブラジキニン B_2 受容体拮抗薬は高額な薬剤であるため，医療費助成制度（指定難病 No.65 原発性免疫不全症候群）の申請を行う。

① 発作時

突然の手足の腫脹や腹痛などの消化管症状，喉の腫れ（息苦しさ）がある場合には，速やかな C1-INH 製剤による補充治療やブラジキニン B_2 受容体拮抗薬による治療を行う。腫脹は複数部位（皮膚と消化管など）で同時に生じる場合や，拡大・進展して重篤となる場合があるため，症状が軽症にみえる場合でも治療を行うことが望ましい。C1-INH 製剤，ブラジキニン B_2 受

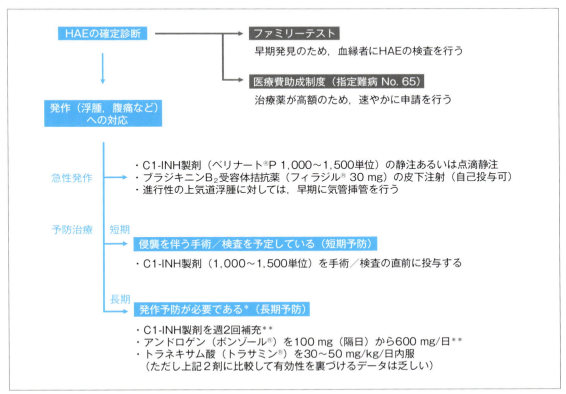

* : 発作頻度，患者 QOL などを踏まえて決める
** : わが国未承認（2019年2月現在）

図3 遺伝性血管性浮腫の治療手順
発作への対応と並行して，ファミリーテストや医療費助成制度の利用を検討する。

（筆者作成）

容体拮抗薬はともに速やかな治療効果が期待できるため，どちらの薬剤を用いても問題はなく，医療機関ですぐに入手できる薬剤を投与する．なお，ブラジキニン B_2 受容体拮抗薬は在宅自己注射が承認されており，自宅でのオンデマンド治療が可能である．ただし，在宅治療の注意点として，注射部位反応を生じることが多いため，適切な注射の手技の習得，また喉頭浮腫の場合には自己注射後も医療機関へ受診するよう指導する．蕁麻疹やアナフィラキシーの治療で用いられる抗ヒスタミン薬，ステロイド，アドレナリン筋注などは効果がないため，HAE確定診断後には使用しない．上気道に浮腫が及ぶ場合には窒息のリスクがあるため，ためらうことなく気管挿管などにより気道を確保する．

> **処方例**：ベリナート®P 1,000～1,500 単位 静注，フィラジル® 30 mg 皮下注射

② 短期予防

侵襲を伴う処置（歯科治療や気管支鏡検査など）により，HAE発作が誘発されることがあるため，C1-INHを定期補充し，浮腫の出現のリスクを下げる．

> **処方例**：ベリナート®P 1,000～1,500 単位 処置直前に静注

③ 長期予防

主にアンドロゲン（ボンゾール®）やトラネキサム酸（トランサミン®）が使用される[1, 2, 6]．トラネキサム酸は，しばしば蕁麻疹や血管性浮腫の治療に用いられるが，HAEに対する予防効果についてのエビデンスは弱い[7]．治療薬のなかではC1-INH製剤の補充が最も病態に即しているが，わが国では未承認である．

> **処方例**：ボンゾール® 100 mg（隔日）から 600 mg/日，トランサミン® 30～50 mg/kg/日

4. 生活指導・見通し

浮腫早期に治療を開始することで症状の重症化を防げるため，患者自身が早期に浮腫を認識し，治療を開始することが大切である．ブラジキニン B_2 受容体拮抗薬は在宅自己注射治療が可能であり，自己注射の習得とともに，旅行や出張などの外出時は常に携帯するように指導する．

文献

1) Maurer M, Magerl M, Ansotegui I, et al：The international WAO/EAACI guideline for the management of hereditary angioedema-The 2017 revision and update. Allergy **73**：1575-1596, 2018
2) Horiuchi T, Ohi H, Ohsawa I, Japanese Association for Complement Research, et al：Guideline for hereditary angioedema (HAE) 2010 by the Japanese Association for Complement Research - secondary publication. Allergol Int **61**：559-562, 2012
3) Iwamoto K, Tanaka A, Kawai M, et al：A large heterozygous deletion including the entire C1 inhibitor gene in a sporadic case of hereditary angio-oedema. Clin Exp Dermatol **37**：20-23, 2012
4) 岩本和真：遺伝性血管性浮腫．p206-207, 256p, 皮膚症状110症例でみる内科疾患（出光俊郎編），日本医事新報社，東京，2018

5) Yakushiji H, Hashimura C, Fukuoka K, et al : A missense mutation of the plasminogen gene in hereditary angioedema with normal C1 inhibitor in Japan. Allergy **73** : 2244-2247, 2018
6) Ohsawa I, Honda D, Nagamachi S, et al : Clinical manifestations, diagnosis, and treatment of hereditary angioedema: survey data from 94 physicians in Japan. Ann Allergy Asthma Immunol **114** : 492-498, 2015
7) Horiuchi T, Hide M, Yamashita K, et al : The use of tranexamic acid for on‐demand and prophylactictreatment of hereditary angioedema ‐ a systematic review. J Cutan Immunol Allergy **1** : 126-138, 2018

　本書に掲載したアンケート結果は，日本皮膚免疫アレルギー学会・蕁麻疹・肥満細胞専門部会が実施したアンケート調査に基づくものである．本アンケート調査は，「このような場合，みんなはどうしているのか」という素朴な疑問をもとにアンケートを作成し，わが国における蕁麻疹診療の実態を把握する目的で企画された．調査は日本皮膚免疫アレルギー学会会員を対象として2018年12月～2019年1月にwebアンケート形式で実施され，掲載した結果はそのうち皮膚科臨床経験21年以上の医師から得た回答により作成された．

索　引

和文

あ

足浴負荷試験 …………………………… 76
アスピリン蕁麻疹 ……………………… 43
アスピリン喘息 ………………………… 44
汗アレルギー型 ………………………… 74
圧負荷試験 ……………………………… 67
アドヒアランス ………………………… 52
アドレナリン自己注射薬 ……………… 34
アナフィラキシー ………………… 28, 44, 92
アナフィラキシーショック …………… 74
アニサキス ……………………………… 16
アルゴリズム …………………………… 14
アレルギー性の蕁麻疹 ………………… 14
アレルギー性の接触蕁麻疹 …………… 80
アレルゲンコンポーネント …………… 36
アンジオテンシンⅡ受容体拮抗薬 …… 97
アンジオテンシン変換酵素阻害薬 …… 87

い

イオン性造影剤 ………………………… 42
遺伝性血管性浮腫 ……………………… 101

う

ウェスタンブロット …………………… 99
運動誘発性喘息 ………………………… 76

え

エキスパートオピニオン ……………… 14
エストロゲン …………………………… 97
エルゴメーター ………………………… 74
炎症細胞浸潤 …………………………… 67

お

オープンテスト ………………………… 81
オマリズマブ ……………………… 23, 52
温熱蕁麻疹 ……………………………… 61
温熱負荷試験 …………………………… 61

か

家族性寒冷誘発自己炎症性症候群 …… 51
花粉‐食物アレルギー症候群 ………… 29
眼瞼炎 …………………………………… 87
眼瞼血管性浮腫 ………………………… 74
寒冷蕁麻疹 ……………………………… 51

き

機械性蕁麻疹 ……………………… 48, 66
機械的刺激 ………………………… 48, 49
急性蕁麻疹 ……………………………… 16
局所性寒冷蕁麻疹 ……………………… 51

く

クリオピリン関連周期性症候群 ……… 22
グリチルリチン製剤 …………………… 18
クローズドパッチテスト ……………… 81
クロモフォア …………………………… 55

け

血管性浮腫 ………………………… 8, 43, 99

血中クリオグロブリン測定……………… 52
ケミカルメディエーター………………… 8, 21
原発性免疫不全症候群…………………… 103

こ

好塩基球活性化試験……………… 22, 35
光学フィルターガラス…………………… 57
口腔咽頭浮腫……………………………… 53
甲状腺機能自己抗体検査………………… 22
甲状腺機能調査…………………………… 22
甲状腺機能低下症………………………… 76
光線照射試験……………………………… 56
後天性血管性浮腫………………………… 97
喉頭浮腫…………………………………… 101
抗ヒスタミン薬……………………… 63, 89
抗ヒスタミン薬抵抗性皮膚描記性蕁麻疹…… 49
抗ロイコトリエン薬………………… 18, 89
骨髄性プロトポルフィリン症…………… 56
骨髄増殖性疾患…………………………… 99

さ

作用波長照射血清………………………… 57
サンスクリーン剤………………………… 59

し

ジアフェニルスルホン…………………… 23
シェーグレン症候群……………………… 76
色素性乾皮症……………………………… 56
シクロオキシゲナーゼ…………………… 43
シクロスポリン……………………… 23, 52, 89
刺激誘発型の血管性浮腫………………… 92
刺激誘発型の蕁麻疹………………… 8, 40, 93
自己汗皮内テスト………………………… 76
自己血清皮内テスト………………… 22, 74
種痘様水疱症……………………………… 56
常染色体優性遺伝………………………… 51
食物依存性運動誘発アナフィラキシー… 35, 92

人工蕁麻疹………………………………… 48
振動性血管性浮腫………………………… 92
蕁麻疹………………………………… 8, 43
蕁麻疹診療ガイドライン 2018 ………… 8
蕁麻疹様血管炎……………………… 12, 21

す

水原性瘙痒症……………………………… 71
スクラッチテスト………………………… 81
ステロイドパルス治療…………………… 78
ストレプトキナーゼ……………………… 97
スライドプロジェクター………………… 56

せ

接触蕁麻疹………………………………… 80
接触蕁麻疹症候群………………………… 80
全身性寒冷蕁麻疹………………………… 51

そ

即時型食物アレルギー…………………… 35

た

多形滲出性紅斑…………………………… 17
多形日光疹………………………………… 56
丹毒………………………………………… 87

ち

遅延性圧蕁麻疹…………………………… 66
虫刺症……………………………………… 17

て

テトラサイクリン………………………… 19

と

特異的 IgE 抗体測定 ……………………… 35
特発性の血管性浮腫 ……………………… 86
特発性の蕁麻疹 …………………………… 8
トラネキサム酸 …………………………… 18
トレッドミル ……………………………… 74

な

内因性の即時型光線過敏症 ……………… 56
内服 PUVA 療法 …………………………… 59
難治性の慢性蕁麻疹 ……………………… 14

に

肉芽腫性口唇炎 ……………………… 87, 102
日光蕁麻疹 ………………………………… 55

ね

粘膜下浮腫 ………………………………… 101

は

パルスオキシメーター …………………… 74

ひ

非アレルギー性の蕁麻疹 ………………… 40
非アレルギー性の接触蕁麻疹 …………… 80
光照射自己血清皮内テスト ……………… 57
ヒスタミン H_1 受容体拮抗薬 …………… 63, 72
ヒスタミン遊離試験 ……………………… 22, 35
非ステロイド性抗炎症薬 ……………… 35, 43, 92
皮膚描記症 ………………………………… 48
皮膚描記法 ………………………………… 49

ふ

ファミリーテスト ………………………… 103
負荷試験 …………………………………… 29, 44
副腎皮質ステロイド ……………………… 23, 42
浮腫性紅斑 ………………………………… 66
物理性蕁麻疹 ……………… 48, 51, 55, 61, 66, 70
ブドウ球菌 ………………………………… 16
ブラジキニン B_2 受容体拮抗薬 ………… 101, 103
ブラジキニン起因性の血管性浮腫 ……… 97
プラスミノーゲンアクチベーター ……… 97
プラセボ対照二重盲検試験 ……………… 68
ブラックライト …………………………… 56
プリックテスト …………………………… 30, 35
プレドニゾロン …………………………… 19
プレホスピタルケア ……………………… 38
プロジェクターランプ …………………… 59

へ

ベタメタゾン ……………………………… 68
ヘリコバクター・ピロリ ………………… 22

ほ

蜂窩織炎 …………………………………… 87
膨疹 ………………………………………… 51
ポルフィリン症 …………………………… 56

ま

マイコプラズマ …………………………… 16
マイコプラズマ感染症 …………………… 18
マクロライド系抗菌薬 …………………… 19
慢性光線性皮膚炎 ………………………… 56
慢性蕁麻疹 ………………………………… 21

み

ミコフェノール酸モフェチル …………… 24

未照射血清……………………………… 57
水蕁麻疹………………………………… 70
水負荷…………………………………… 71

む

無顆粒球症……………………………… 23
無作為化プラセボ対照試験…………… 52

め

メトトレキサート……………………… 24
免疫グロブリン静注療法……………… 59

や

薬剤性過敏症症候群…………………… 23
薬剤性の血管性浮腫…………………… 100
薬剤性のブラジキニン起因性の血管性浮腫… 100
薬疹……………………………………… 17

よ

溶血性貧血……………………………… 23

ら

ラテックスアレルギー………………… 81
ラテックス-フルーツ症候群 ………… 29, 81

る

類上皮細胞肉芽腫……………………… 103

れ

レボセチリジン………………………… 18
連鎖球菌………………………………… 16

わ

ワクシニアウイルス接種家兎炎症皮膚抽出液
………………………………………… 23
ワルファリン…………………………… 24

欧文

A

acquired idiopathic generalized anhidrosis …… 74
AIGA …………………………………… 74
angiotensin II receptor blocker ……………… 97
aquagenic pruritus …………………… 71
aquagenic urticaria …………………… 70
ARB …………………………………… 97

C

C1-INH ………………………………… 101
C1 inhibitor …………………………… 101
cholinergic urticaria…………………… 74
CholU …………………………………… 74
chromophore…………………………… 55
chronic urticaria quality of life questionnaire
………………………………………… 13
Cockayne 症候群 ……………………… 56
contact urticaria syndrome …………… 80
COX …………………………………… 43
CRP……………………………………… 22
CU-Q2oL ……………………………… 13
CUS……………………………………… 80
cycloxygenase ………………………… 43

D

DDS …………………………………… 23
delayed pressure urticaria …………… 66
DLST …………………………………… 99

DPP-4 阻害薬 ··································· 97
DPU ··· 66
drug-induced lymphocyte simulation test ······ 99

E

ELISA 法 ·· 99
episodic angioedema with eosinophilia ········ 87

F

Fabry 病 ·· 76
familial cold autoinflammatory syndrome ····· 51
FCAS ·· 51
FDEIA ··· 35
food-dependent exercise-induced anaphylaxis
  ··· 35
FricTest® ·· 49

H

H_2 受容体拮抗薬 ································ 18
H. pylori ·· 22
HAE ·· 101
hardening 現象 ·································· 55
Helicobacter pylori ······························ 22
hereditary angioedema ························ 101

I

ice cube test ···································· 51
ICU ··· 80
immunological contact urticaria ················ 80
IVIG ·· 59

L

latex-fruit syndrome ···························· 81
LFS ·· 81

N

NB-UVB 療法 ··································· 59
NICU ·· 80
non-immunological contact urticaria ··········· 80
non-steroidal anti-inflammatory drugs
  ··· 35, 43, 92
NSAIDs ································· 35, 43, 92
──不耐症 ···································· 92

P

protein contact dermatitis ······················ 81

S

Schnitzler 症候群 ································ 22

T

TempTest® ································· 51, 71

U

UAS ·· 13, 22
UCT ·· 13, 22
ultraviolet A ···································· 55
ultraviolet B ···································· 56
urticaria activity score ···················· 13, 22
urticaria control test ····················· 13, 22
UVA ··· 55
UVB ·· 56

W

Wells 症候群 ···································· 87

本書に対するご意見，ご感想を，当社ホームページまでお寄せください。
➡ http://clinica-pub.com/

じんましん病型別治療ガイド
―あらゆる場面に対応するための実戦的テクニック― 　　　定価（本体 3,400円＋税）

2019年6月10日　初版発行

編　集	秀　　道広
発行者	河田　昭公
発行所	合同会社 クリニコ出版
	〒101-0063 東京都千代田区
	神田淡路町1-9-5 天翔御茶ノ水ビル
	Tel：03-5295-6737
	Fax：03-3256-0132
	http://clinica-pub.com/
印　刷	シナノ書籍印刷株式会社
制　作	KSt

Ⓒ2019 Clinica Publishers, LLC, Printed in Japan
ISBN978-4-9910927-0-1 C3047 ￥3400E

本書に掲載された著作物の翻訳・複写・転載・データベースへの取込みおよび送信に関する著作権は，合同会社 クリニコ出版が保有します。

JCOPY ＜（一社）出版者著作権管理機構 委託出版物＞

本書の無断複写は著作権法上での例外を除き禁じられています。複写される場合は，そのつど事前に，（一社）出版者著作権管理機構（Tel：03-5244-5088，Fax：03-5244-5089，e-mail：info@jcopy.or.jp）の許諾を得てください。

本書を無断で複製する行為（コピー，スキャン，デジタルデータ化など）は，著作権法上での限られた例外（「私的使用のための複製」など）を除き禁じられています。大学，病院，企業などにおける内部的な利用であっても，私的使用には該当せず，違法です。また私的利用に該当する場合であっても，代行業者等の第三者に依頼して前述の行為を行うことは違法となります。